東京保健師ものがたり

和泉慶子

東京法規出版

はじめに

七夕の日のニュース映像で幼稚園くらいの女の子が「大きくなったら看護師さんになりたいと書いたの。痛くないお注射するの」とインタビューに答えていました。小さなお子さんにも看護師がどんな仕事をする人なのかイメージができるのに、保健師は……と考えてしまいました。

そういう私も看護学校に入学したときには、保健師という職業があることを知りませんでした。入学後に、たまたま入ったのが「無医地区の人々の健康を守る」という目的を持ったクラブ活動でした。活動のフィールドは「無医地区」ではありませんでしたが、豪雪地帯の山間部に点在する集落で、町営の病院までは遠く、通院は困難で重症でないと病院には行かないという地域でした。

私たち学生は、夏休みに先輩医師や看護師の力を借りて住民全員の健診を行い、その後全戸訪問して結果を説明し、地区の健康問題を少しでも解決できるよう対策を話し合う座談会等を開きました。そこで駐在保健婦（当時は保健婦）さんに出会ったのです。保健婦さんは、集落の人たちの健康相談や家庭での看護、結核や寄生虫の予防法を教えたり、栄養改善の料理講習会を開催していました。私は初めて病気の発症や悪化を「予防」して生活を支える保健師という仕事があることを知りました。

保健師学校を卒業して、小児専門病院で二年半臨床看護を経験した後、大都会の保健所に就職しました。私は、先輩たちに教わりながら、住民健診後の個別指導、公営住宅の自治会室での健康相談会、退院後もリハビリを継続できるように地区リハビリや、マンションで孤独な育児をしている母親を集めて子育て交流の自主グループ発足などの事業にたずさわり、その一部が政策になり、介護保険サービスや子育て支援サービスにつながりました。

保健師の仕事のもう一つの重要な柱は、住民個人・家族が直面している健康や福祉の問題に対応する対人サービスです。一人ひとりの保健師が電話相談や家庭訪問等を通じて、望まない妊娠、DV、ネグレクト、精神疾患患者やその家族、独居高齢者、難病などの在宅療養や介護の問題を把握し、医療機関、障がい者福祉課、高齢者福祉課、子ども家庭支援センター、児童相談所、子ども女性相談、生活福祉課、保育・教育機関、民生委員、時には警察など諸機関とも協働して、問題解決を目指す、コンダクター・コーディネーターとしての仕事です。家庭訪問先の多様な事情に柔軟に対応するには個人の資質や経験が求められます。保健師がどんな家庭に、どのような会話で入っていき、何を聞き、観察し、感じ、考えて判断し、何を話し、どのような諸機関と連携・協働したかなどを一般化してマニュアル化することは容易ではありません。多くの事例を見聞し経験することで保健師のスキルが向上するのではないかと考えています。

本書の事例はすべて私が出会った事例を基にしていますが、個人情報保護の観点から忠実に事実を反映しているわけではないことはご了承ください。十二事例と少ないですが、看護学生や保健師の方々のスキルの向上に役立てられたらという思いで書きました。地域における保健師の活動は成果が見えにくく、「保健師さんって何をする人なの？」と思われている方々には保健師の仕事の一端を知っていただき、都会のビルの谷間にも、保健師さんが誰かの健康を思って走り回っている、そんなことが伝われば幸いです。

紹介した事例は、当初、看護学生の保健所実習向けに「家庭訪問」を中心として書いたものであり、その後、新任期の保健師の人材育成向けの事例集となりました。その事例集が東京法規出版のS編集長の目にとまり、「地域保健」での連載となりました。二年間の連載終了後、単行本の道筋をつけてくださいました地域保健編集部の皆様と東京法規出版に感謝申し上げます。

東京保健師ものがたり　もくじ

●この作品は実際の事例に基づき作成されていますが、実在する個人・団体・事件等にはいっさい関係ありません。
●本書に記載されている法律および制度等については、連載当時のものであり、改正・変更されている場合があります。

第一話

座敷牢

——感染症・精神疾患——

終業時間を過ぎても、家庭訪問の記録が終わらない。もう少し、これだけ書き上げて帰ろう。そう思っていると「ねえ、大田さん、座敷牢って知ってる?」と、横並びの少し離れた席で残業をしていた森村さんが話しかけてきた。

「座敷牢って、時代劇に出てくるあれですか」

「私が保健師になってしばらくまでは実際にあったのよ」

私、大田加奈は、この春に保健師になったばかりで、森村さんは、私の母と同じくらいの年齢で、漢方薬や民間療法にも詳しい先輩保健師である。

「北関東のA村に佐山さんという保健師がいてね、私その人と一緒に大学の研究室の勉強会に行ってたのよ」

「どんな勉強ですか」

「精神疾患の患者さんを退院させて、地域で生活できるように支援する『生活臨床』の勉強会。私、ここに来る前に東北の市の保健師だったんだけれど、そこから毎月通っていたの」

◆

昭和五十年代の初め頃、大学病院の精神科医局主催の保健師向け講演会で、演者の深澤教授は「精神分裂病(統合失調症)は薬が良くなって寛解する病気になってきている。これからは病院に預けっぱなしの長期入院ではなく、退院して生活していかれるように地域の受け皿を充実させなければならない。それには保健師さんの力が必要だ」と力説した。すると、広い会場から一人の手が挙がった。それが佐山保健師だった。

「先生、うちの村にも精神の患者さんが何人かいるども、良くなったなんていう人は一人もいねえ。本当に薬が効くというなら、うちの村の患者さんを治して見せてけれ。そしたら、今日の先生の話を信じることができる。それと、保健師に期待してくれるのはいいけんど患者さんが地域に戻ってきたときに、何をしたらよかんべか、教えてくれろ」

深澤教授は、「では、うちの医局員を一人、お宅の村に行かせるから、一緒に実践してみましょう」と提案し、フィールドワークが始まった。

その頃、A村の村長の家には、統合失調症の娘がいた。村の人たちは、時々娘の叫び声を聞いていたが、村長をおもんばかって、誰もそのことを口にしなかった。佐山保健師は、大学から派遣された若い中垣医師と一緒に、村長の家を訪問した。

「村長、大学病院の偉い先生を連れてきた。娘さんを診てもらわねか」

「佐山さん、何言ってんだ、千代は東京だ。うちにはいねえ」

「千代ちゃん、いるだろ。分かってんだから」

「いねえったら、いねえ。さっさと帰ってくれ」

佐山保健師と中垣医師は屋敷の土間から外に追い出されてしまった。すると佐山保健師は、屋敷の角まで素早く走って行き「先生、先生、こっち、こっち」と手招きして木枠の窓を指さした。中垣医師が覗くと、薄暗い屋敷の中の土間の向こうに、太い木で格子に組まれた牢屋のような柵があり、その中に暗闇に浮かび上がるように白く痩せた寝間着姿の女性が膝を抱えて座っているのが見えた。

「こら！　何すんだ。見るんでねぇ！」

村長は慌てて追いかけてきた。

「近所の人に見られっと困る、中さ入れ、早く」

少し前までは、どこの家でも家の中に馬小屋があった。そこに牢組みをして、千代さんを閉じ込めている。硬い地面に敷かれたワラには排泄物がしみ込んでいた。

千代さんは東京の短大に進学したが、学校から様子がおかしいと連絡があって連れ戻したのだという。それから七年がたっていた。

「男に振られたみていだ」と村長は言うが、詳細は分からない。千代さんは眉間にしわを寄せて険しい顔つきで、ずっと一人でしゃべっている。

「あんたじゃ分からないでしょ！　お父さんは違うのよ。やめて！　あっち行って！」ぺっ、ぺっとつばを吐いて、なにかを追い払うように手を振っている。村長が「これ、千代、静かにしろ」と言うと小声になるが、またすぐに興奮したように「だから、国会は危ないの。毒ガスが撒かれて……漢字はダメ、ひらがな。飛んだ？　神様のバチよ」と脈絡のない独語が続く。

「こんな、娘がいることが分かったら、末代まで噂になってしまう」

村長はうつむいた。佐山保健師は、講演会で聞いたことを村長に話し「ずっとこうしていてもよくならねえ。今は薬が効くそうだ。どうだ、この偉い先生に千代ちゃんを預けてみねか」と説得した。

「千代は人様に悪さするわけではねえから、このままでいい」

「入院したら、われわれが治療します。薬が合うまで時間はかかるかもしれませんが、きっと今よりは良くしてみせます」

中垣医師も説得に加わった。しかし村長は、なかなかうんと言わなかった。

「だども昼間、外に連れ出すところを村の人に見られたら困る。病院に連れて行くのは、暗くなった夜ではダメだべか」

「分かりました。では、来週の木曜日、夜八時に車で迎えに来ます」

翌週、中垣医師が車で迎えに来たとき、千代さんは「やめて、触らないで！　キケン、キケン！」と口では言うものの、足は拘縮していて立てず、膝を抱えたままの格好で、ビニールシートを敷いた座席に押し込められて出発した。

その頃、病院では退院した患者がすぐに再入院するケースが多かった。

ある男性患者は、「家族がせんべい座布団なのに、おらだけポンポンの客用座布団だった。そんとき、ここにおらの居場所はねえと思った」と語った。昼間、家族は山仕事に出て行き、一人残されて何もすることがない。これでは病院にいる方がまだ仲間がいる。それで病院に戻ってきたと言うのである。家族もまた彼にどのように接したらいいのか分からず困惑していた。良くなって帰ってきたと言われても、みんなと同じように鍬や鎌を持たせるわけにはいかないし、台所の包丁も怖い。とにかく病院にいるのと同じように「ゆっくり休ませて」いた。その話を聞いた医師たちは、退院が近い患者の家族に集まってもらい、病気の学習や患者の受け入れ方を話し合った。これがこの病院の家族会の始まりだった。

一年後、千代さんは歩いて自宅に帰ってきた。退院まで何回かの外泊中に、中垣医師や佐山保健師が訪問して、千代さんが家で何ができそうか、一緒に試してみたりした。収穫した大根を洗ったり、乾燥させた大豆を、鞘から取り出して五百グラムずつ量って袋に入れたり、農家はやることがたくさんあって、千代さんは退院してすぐに簡単な畑仕事を手伝うようになった。

村長は「オレが知識がないばっかりに千代にかわいそうなことをした。佐山さん、今度はオレが、治療すれば良くなるって他の家族を説得してやる」と言って家族会の会長になり、県内の遠方の患者さんの家まで行って治療を勧めてくれた。

それまでの保健師活動は、症状が悪化した精神疾患患者をなんとかして入院させれば一件落着と考えていた。たまに退院してきた患者さんを訪問しても「お薬飲んでる？　ちゃんと飲んでね」と毎回同じことしか言えず、当時流行した栄養剤のテレビコマーシャルの台詞「飲んでますか？」になぞらえて「自分たちで、これじゃ〝飲んでますか保健師ね〟って言っててたのよ」と森村さんは笑った。

精神衛生法が精神保健福祉法に変わる前夜、そんな時代の話だった。

「あら、長話になってごめんなさい。残業を邪魔したわね。あまり遅くならないでね。お先に帰るね」

森村さんは、藍染めの薄いコートを羽織って、急ぎ足で帰って行った。

◆

それからしばらくして、低体重で生まれた赤ちゃんの訪問を終えて保健センターに戻ると、「あっ、大田さん、ちょうど良かった、Y病院から電話です」と受話器を渡された。Y病院は結核専門病院である。

「一昨日転院してきた患者さんなんですけど、ちょっと本人の話を聞いてあげてください」

病院のケースワーカーから代わって出たのは、しゃがれた声の男性だった。

「子どもたちが（ハァー）、あぶねえんだよ。（ハァー、ハァー）役所で（ハァー）、なんとかして（ハァー）、助けてやってくれよ（ハァー）」

酸素吸入をしているといい、途切れ途切れの息苦しそうな話し方だった。その男性は、一昨日、デパートで買い物中に血を吐いて救急車で総合病院に運ばれたが、すぐに結核と分かってそのままY病院に移送され、今は隔離病棟にいる。家に小学生の子ども二人を残してきている。母親は何年も前から精神疾患のようだが、病院に行きたがらず、子どもたちがあぶないというのである。

「オレはよ（ハァー）、しばらくここから（ハァー）、出られねえんだよ。（ハァー、ハァー、ハァー）役所で（ハァー）、母親を病院に入れて（ハァー）、子どもたちを助けてやってくれよ（ハァー、ハァー）」

途切れ途切れの言葉をようやく聞き取った。

患者は杉崎要市さん、五十六歳。妻は敏子さん、四十二歳。長女の陽子ちゃんは小学六年生、長男の哲平くんは二年生だという。母親が精神疾患らしいというが、その詳細はよく分からない。うつ病なのかそれとも統合失調症か。会話は普通にできるのか。子どもへの暴力は？子どもたちは母親とどのように付き合っているのだろう？それに父親の結核が家族に感染していることも考えられる。とにかく母親と子どもたちに会わなければ。でもどうやったら会えるのか。

保健師になって経験の浅い私にとって、未治療の精神の患者さんは初めてだ。この少ない情報で何から動いてよいのか、近くにいた森村さんに相談した。

「まずは、父親が言うように入院が必要そうなのかどうか、母親の病状を見てみないと分からないでしょ。行って見てらっしゃい」

背中をポンと押されて一人で飛び出したが、初対面の私に会ってくれるだろうか。どんな風貌なのか。本人が出てきたら、なんと声をかけたらよいのだろう？　突然襲いかかってきたりしないだろうか。以前先輩保健師から引き継ぎのとき、「精神の面接のときは、逃げ道を確保すること、必ず患者が奥、保健師はドア側にいること。自分の身の安全を確保するのよ」と教わったけれど、こんな病状も分からない未治療の場合も保健師は一人で行くものなんだろうか？　いや先輩たちは一人で行っている。ここは踏ん張るしかないか。

高級住宅街と一つ道を挟んだこの町は、昭和の中頃まで、花街として栄えていたところである。今は住宅も多いが、それでも板塀に並ぶ格子戸を開けて、飛び石を踏んで玄関があるようなこぢんまりした小料理屋があったり、どこからか三味線のお稽古の音が聞こえたりして、ビル街の雑踏からタイムスリップしたような感覚になる街である。杉崎家はそんな中の白い三階建ての家だった。車が二台置けるくらいの駐車スペースの奥に玄関があり、二階と三階が住居のようである。私は玄関のドアの前で深呼吸をしてインターホンを押した。出てきてほしい気持ちと出てきたらどうしようという気持ちがない交ぜになって緊張する。しばらく待ってもう一度押してみる。応答はない。玄関の脇には大きなゴミ袋が三つ、口が開いたまま置かれている。一番上にあるジャムパンの空袋は一週間前の日付だった。

もう一度インターホンを押したが応答はない。鍵がかかっている。

「こんにちはー」

ドアをノックして声をかけても反応はない。二階まで聞こえないのか。耳を澄ませて生活音を探るが静かだ。家の中で、敏子さんに制止された子どもたちがじっと身を潜めている姿を想像してしまう。敏子さんや子どもたちは父親が入院したことを知っているのだろうか。突然帰ってこなくなって心配しているのではないか。生活費は誰が用意するのだろう。そうだ、学校に子どもたちが登校しているか聞いてみよう。私は職場に戻って、小学校の養護教諭に電話した。

こういうとき、個人情報をどこまで話してよいのか。父親の結核のことも母親の精神疾患の疑いについても今は言わず、ただ父親が緊急入院して、子どもたちのことを心配している電話があったとだけ説明した。

「二人とも学校に来てますよ」

そう答えた養護教諭は、母親のことを知らないのだろうか。

「お子さんたちの様子はどうですか。先生は、ご両親に会われたこと、あります？　学校の行事などはどちらが来ていますか」

「そういうことは担任でないと分からないですね」

とりあえず子どもたちは元気でいることが分かったが、家に帰ってから安全でいられるとは限らない。母親は子どもと分離しなければならないほどの病状なんだろうか。母親の様子がつかめないため判断ができない。

Ｙ病院のケースワーカーに電話をして、家に訪問したが、鍵がかかっていて妻の敏子さんには会えなかったこと、子どもたちは登校していることを確認したと伝えた。その上で、子どもたちは父親が入院していることを知っているのか、学校にどのように伝えているのか、それと母親に会う方法を相談したいので、明日病院に結核の調査に伺うときにお聞かせいただきたい、と伝言を頼んだ。

結核は診断した医師から保健所に発生届が出される。患者が排菌している場合は強制的に隔離し、公費で治療することが結核予防法（現在は感染症法）に定められている。発生届が出されると、保健師は直ちに患者と面接をして、いつ頃誰からうつされたか（感染源）と、誰かにうつしていないか（接触者）の調査を行い、家族や接触者に検診を行う。

翌日の午後、一時間ほど電車とバスを乗り継いで向かったＹ病院は、濃い新緑の雑木林の中に建っていた。

厚いマスクをし、白い予防着を着て病室に入ると、要市さんは酸素マスクをしたままベッドから身を起こした。電話の声から想像していたとおりのアウトローな感じの老人だった。小柄で白髪交じりの短髪に無精ひげが伸び始め、土気色した顔は、五十六歳とあったが、それよりひと回りも上のように見える。

「杉崎さん、お加減はいかがですか」

「息がよ（ハァ）、少し苦しいくらいで、他は元気なんだ（ハァ）。今までこんなことはなかったんだ」

「まず、あなたのことからお聞きしますね。一、二年前まで遡って、周りで結核と言われた方はいらっしゃいませんでしたか」

他区で一人暮らしをしていた父親が若い頃結核になり、高齢になって再燃して三、四年前に入院していたが、退院後に自室で亡くなっているのが発見された。死因は分からないという。別居だったため、家族検診を勧められたことはなかった。

今一緒に住んでいる奥さんとお子さんたちは感染していないか検査が必要であると説明すると、月に一度くらいお金を渡しに行くだけで、家族にはほとんど会っていない、三日前に陽子ちゃんと会ったのが最後という。

「えっ？　するとお子さんたちが危ないというのは？」

「ああ、それはずっと前から」

「お父さんは一緒にいなかったって、どういうことですか」

「オレはよ（ハァ）、仕事で大阪に行ったり、広島に行ったり」

「お仕事は何をされているんですか」

「検番。かみさんは銀座でホステスをしてたんだ」

「奥さんの様子がおかしいと感じたのはいつ頃？」

「下の哲平が生まれて（ハァ）、二年くらいした頃かな」

「そうすると五年くらい前からですか。どんなおかしさだったの？」

「三階の窓の外に誰かがいるとか（ハァ、ハァ）、マフィアに狙われているとか（ハァ）、言うことが変なんだよ」

「それで、病院には？」

「とにかくよ（ハァ）、オレの言うことを聞かねえんだよ（ハァ）。一度ぶっ叩いてタクシーに乗せて、病院に連れて行こうとしたんだが（ハァ、ハァ）、赤信号で止まったときに逃げ出しやがって、それ以来、無理だと思って」

検番とは、料亭などから芸者の依頼を受けて、置屋の芸者を手配する派遣業のことである。仕事は電話で手配するし、出張も一人なので接触者はいないという。でも出張先の相手とはお話しするでしょう？と聞いても、相手のことは言えないと言い張った。

「お父さんがいない間、ご家族はどうやって生活しているの？」

「上の陽子、これがしっかりしてんだよ」

「ご飯の支度とかは、お母さんじゃなくて？」

「陽子が全部やる」

十一歳の陽子ちゃんが、弟の哲平くんと母親の面倒を見ているという。

「奥さんを精神科に受診させるには、保護者であるご主人が一緒でないといけないんだけれど、あなたがここから出られないのならば、奥さんのごきょうだいとかで協力してくれそうな人はいらっしゃらないかしら」

「アニキがいて、足の悪いばあさんと一緒に住んでるはずだ」

「奥さんのお母さんもいるのね。お兄さんの連絡先を教えて」

「ここじゃ分かんねえなぁ。確か、T区の山崎自動車整備工場に勤めてるって言ったっけなー」

「お子さんたちは、お兄さんのところで預かってもらえないの？」

「いやー、どうかなー。それもアンタから聞いてみてくれよ」

家は施錠されていて奥さんに会えなかったと言うと、陽子ちゃんに言えば、鍵を開けておいてくれるはずだと言う。子どもたちの検診も必要なので学校で会うことにしたい、と話して了解を得た。

子どもたちが危ないって？　今始まったことじゃないじゃないか。自分が隔離病棟に入院したからって区役所に押しつけて――と、腹立たしい思いもあるが、子どもたちのことを思うとこれは急がなければならない。

翌日、学校の昼休みの時間に陽子ちゃんを保健室に呼び出してもらった。青白い顔で長い髪を後ろで一つに束ね、六年生にしては背が低い。Tシャツにフレアスカートの服装は、それほど汚れてはいない。洗濯もこの子が自分でしているのだろうか。

「お父さんから言われてきたのよ。お父さんが入院したことは聞いていますか」

陽子ちゃんは小首を傾げた。

「お父さんは、結核という病気になって、今入院しているの。おそらく二、三か月かそれ以上の入院が必要で、おうちのことが心配で区役所に電話してきたのよ。お母さんも具合が悪いんだって?」

「お母さんのことは学校で言わないでください!」

怒ったような強い口調だった。

「そう、ここでは話したくないのね。分かったわ。じゃあ学校が終わった後、保健センターに来られるかしら?」

陽子ちゃんは、少し考えて家の近くの児童公園でなら放課後に会ってもいいとつぶやいた。

陽子ちゃんが教室に戻った後、養護教諭が今までのいきさつを話してくれた。

母親が精神の病気であるらしいことは学校も知っていた。陽子ちゃんが三年生のときの遠足の朝、母親が学校に駆け込んできて「狙われてる! 危ないから行くな!」と騒いだ。先生方が制止したが、振り切ってタクシーで遠足のバスを追っかけてきたという。その後、学校の行事の半分くらいは父親が来るようになって、母親は現れなくなった。陽子ちゃんも哲平くんも給食をガツガツ食べるようなことは見られず、子どもたちの世話は父親がしているものと思っていたと語った。二人のＢＣＧの接種歴は入学時の健康調査票に記載があった。

夕方、約束どおり陽子ちゃんは、ラブホテル街の小さな隙間のような公園に現れた。他には誰もいない。私たちはベンチに並んで座った。

「さっきは突然学校に行ってしまって、ごめんなさいね。学校でお母さんの話は嫌なのね」

陽子ちゃんは小さくうなずいた。

お父さんの病気は人にうつる病気で、あなたや弟さん、お母さんにうつっていないか検査が必要なこと、家に行ったけれど鍵がかかっていてお母さんに会えなかったこと、お父さんからあなたに鍵を開けてもらうよう言われたことなどを説明した。

「お父さんがいなくて大丈夫なの？」

「お父さんはいつもいない。時々来るだけ」

「お母さんの様子を聞かせてくれる？」

「お母さんは、誰もいないのに、誰かが入ってきて悪さをするって言う。朝、学校に行くときも、『銃がこっち向いているから、外に行くなー』って追いかけてくるから、哲平と走って学校に行く」

「学校まで追いかけてくるの？」

「お母さん、最近は家から出ないから、追いかけては来ない」

「じゃあ、買い物は陽子ちゃんがするの？　ご飯とかは？」

「パンとかお弁当を買ってきて、哲平と食べて、残りをお母さんの部屋の前に置いておく」

「それをお母さんが食べているの？」

「たぶん」

「お金はまだある？　あとどのくらい持ちそう？」

「まだ、大丈夫」

陽子ちゃんは、お父さんがお母さんを病院に連れて行こうとして失敗していたことも知っていた。

「何かあったとき、近所で相談できる人はいる？」

「いない」

民生委員を紹介しようか。それにも父親の了解が必要だろうか。

「困ったことがあったら、平日なら、学校からでも保健センターに電話するのよ」

電話番号を渡して、お母さんに会いたいので、しばらくの間、朝、登校するときに鍵をかけないでおいてほしいとお願いした。

保健センターに戻って先輩たちに報告し、母親をどのようにして受診させたらよいか相談した。すると森村さんが、区内で開業している宮村医師なら往診してくれるかもしれない、ご高齢だけど患者さんの生活をよく見てくださるお医者さんなのよと教えてくれた。電話をすると先生の方も、患者さんの受診に同行してくる保健師たちをよく知っていて、「来週の月曜日、午前と午後の診療の合間なら、一緒に訪問してもいいですよ」と言ってくれた。

週末、なにも起こらないことを祈った。

月曜日、今度は二人、それも医師と一緒で心強い。ドアノブを回すと鍵はかかっていなかった。そーっとドアを開けるとチラシや郵便物が三和土や上がりかまちに二十センチくらい積もっている。

「こんにちはー、杉崎さんいらっしゃいますかー」

大きな声で呼んでも静かで、応答がない。宮村医師と顔を見合わせてから、靴を脱いで上がった。すぐ左の階段の一段一段にもピザ屋や美容室のチラシが積もり、下手に踏むと滑り落ちそうだった。手すりをつかんで上っていくと天井から壁に茶色いシミが広がっている。二階は十畳くらいのリビングで、一面に算数のプリントや教科書、学校のお知らせが積もっていて、ソファーの座面まで埋もれている。キッチンの床には炊飯器の蓋が開きっぱなしで、乾いたご飯がこびりついていた。洗面台は髪の毛が詰まって黒い水が溜まっている。敏子さんはいない。呼びかけながら三階に上がると、和室の前に食べかけの海苔巻きのパックが置いてある。ふすまは開いていた。そーっと覗くとゴミの山の谷間で映像の映っていない砂嵐がザーザーと音を立てているテレビに向かって正座している女性がいた。声をかけるとゆっくりと首を回してこちらを向いた。

「私は保健所の者です。ご主人が入院されたと連絡をもらって来ました」

初夏というのにハイネックのセーターにロングスカートでセーターの白色はグレーに変わり、首回りも伸びきっている。灰色の髪は腰のあたりまで長く絡まっていて、指の爪は全て十センチくらい内側にカーブしている。その姿は〝やまんば〟を連想した。

「あんたたち、なによ！　他人の家に勝手に上がってこないでよ！」

そう言いながらゆっくりと立ち上がった。何年も風呂に入っていないようなすえた臭いと尿臭が鼻をついた。

「ご主人が、結核という病気で、ご家族にも感染しているといけないので、検査が必要で」

「知らないわよ、そんなこと！　出て行って！　危ないから、さっさと行って！」

こちらに向かって歩いてくる。

宮村医師が、小声で「もういいですよ。大田さん、引き上げましょう」と耳打ちしてくれたので、「突然に来てすみませんでした。また来まーす」と逃げるように階段を下りた。敏子さんは階下までは追って来なかった。

外に出た。まだドキドキがおさまらない。

「先生どうですか？」

「統合失調症で間違いないでしょう。入院が必要ですね」

そう言うと、宮村医師は午後の診察に戻っていかれた。

あのゴミの中で小学生二人があの状態の母親と一緒に暮らしている。敏子さんの部屋は、牢のような木格子はないけれど、まるで〝座敷牢〟だった。部屋の前に残飯を置かれ、誰からも世話をされず、部屋から出ることもない。ここまで放っておいた夫の無責任さに無性に腹が立った。


保健センターに戻って、要市さんが入院しているY病院に電話した。

「精神科の医師と一緒に、敏子さんにお会いしました。入院が必要だそうです」

「なっ、そうだろう？　だから、オレがそう言ってんじゃねえか」

「ご本人から入院の同意は得られないと思うので、医療保護入院になりますね。入院時の同意者はどうなさいますか」

「だから、アニキに言ってくれよ。番号案内で調べたから電話番号、言うよ」

「あの環境でお子さんたちが過ごすのは可哀想です。お子さんたちを児童相談所に預かってもらいましょう」

「いや、子どもたちがいなくなると、母親が捜し回って何しでかすか分からねえから、母親の入院の方が先だな」

何もしないのに指示だけしてくる要市さんの言葉がしゃくに障った。

私は山崎自動車整備工場に電話をし、お兄さんを呼び出してもらった。電話の向こうの機械の音が大きく、よく聞き取れない。いきさつを話すと、お兄さんは敏子さんとは数年会っていないという。

「敏子はうちにいたときはそんなことはなかったんですけどね。結婚してからおかしくなったんですかね。前にあの家に行ったとき日本刀があって、預かりものって言ってたけど、敏子も怖い思いをして病気になったんじゃないですか。そうですか、入院が必要なんですか……」

一度、一緒に行って本人の様子を見てもらいたい。それと、杉崎さんが、敏子さんが入院した後、子どもたち二人を預かってもらえないかと言っていると伝えると「うちには、おばあちゃんもいますし、十九歳になる年頃の娘がいて、そんな精神障がいの叔母さんがいるなんてことになると差し障りがあるから、家内にも言えませんよ。うちでは預かれませんね。児童相談所でいいんじゃないですか」とつれない。今後も、自宅には絶対に電話しないで、連絡は職場にしてほしいと言った。

精神科病院のケースワーカーに電話で入院の相談をした。数時間たって折り返しの電話がきた。病院で検討した結果、来週の火曜ならベッドが空くので、朝九時半までに外来に連れてくること、そのときは同意者となる人が必ず同行することと念を押された。

要市さんのY病院に電話した。お兄さんと話し、入院の手伝いの確約はまだもらっていないが敏子さんの様子を見に行ってくれるのを了解してくれたこと、子どもたちの面倒は見られないと断られたこと、そして入院日が決まったことを伝えた。

入院は一週間先だ。その間、どのようにアプローチしたらよいか先輩に相談すると、「手紙を書いてみたら」とアドバイスを受けた。

杉崎敏子様
先日は突然にお伺いして失礼いたしました。入院中のご主人から奥様やお子さんたちのことが心配とのご相談があり、お伺いしました。結核は感染する病気です。お会いしたときに顔色が悪いようにお見受けしました。一度検査されることをお勧めします。またお伺いいたします。
大田 加奈

私は直接、家の郵便受けに投函した。

受診日の朝、お兄さんと私は杉崎家に訪問した。玄関の鍵は開いていた。子どもたちは既に登校していていない。お兄さんが二階に向かって「おーい敏子、ちょっと下りてきてー、話があるんだ」と呼びかけた。数回呼ぶと、敏子さんが下りてきた。絡まった長い髪、灰色に汚れたハイネックセーター、長くカーブした黒い爪の格好で。

「あら、今日はどうしたの。仕事は？」

「具合が悪いって聞いて来たんだ。一緒に病院に行こう」

「なんで病院に行くのよ。どこも悪くないわよ」

きょうだいの会話におかしさは感じられない。

「ご主人の結核が、奥さんやお子さんたちにうつっているかもしれないから、検査が必要なんです」

先日のように怒らせやしないかとドキドキしながら口を挟んだ。

「大丈夫よ。ほら、なんともないし」

「そんなこと言ったって、保健所が検査が必要と言ってんだから行くよ」

「嫌よ、母親が子どもを置いて行けるわけないじゃない。ねえ大田さん」

私の名前を覚えている。あの手紙を読んだのだろうか。

「でもね。子育てって体力がいるでしょ。お母さんが健康じゃなきゃ、できないことよ」

「子どもたちが帰ってきたときに母親がいないと困るでしょ」

「じゃあ検査だけして、お子さんたちが帰ってくるまでに戻ってきましょうよ」

敏子さんは、お兄さんと私に両脇を抱えられながら、サンダルを履き、「なんで行かなきゃならないのよ」と繰り返し言いつつも暴れることもなく、タクシーに乗った。

「どこに行くのよ」

「保健所が指定した病院に行きます」

精神科病院に着いたとき、それと分かったのか、敏子さんは待合室をうろうろと歩き回りながら「何するのよ」と落ち着かなかった。

「レントゲンとか採血とか検査ね」

診察室で入院を告げられると「だましたわね！」と叫んだ。その声は待合室で待っていた私にも聞こえてきて、頭の中でこだました。

子どもたちは、その日のうちに要市さんの知り合いの女性に引き取られた。後日、そこから学校に通ってきていることは確認した。子どもたちの検査は、父親の了承を取って、その女性が病院に連れて行ってくれた。

敏子さんの面会禁止の一か月が過ぎ、病院から病状説明があると呼ばれた。要市さんは、Y病院から外出許可をもらって病院に現れた。

要市さんとお兄さん、私の三人で、長い渡り廊下を歩いて病棟に向かった。私は、子どもたちがお母さんに会いたがっているのではないか、お母さんの病気をどのタイミングで、どのように説明して、どのようなシチュエーションで会わせたらいいんでしょうね、と要市さんとお兄さんに話しかけた。

「いやー、外に出るのはひさしぶりだなー、やっぱシャバの空気はうまいねー。メシもね、うまくなってきたんだよ」

要市さんは、息切れもなくなって自分のことばかり話していた。

病棟の面会室で、主治医から「長年未治療と聞いていましたが、薬の反応が良く会話の疎通性もいいですね。他の患者さんともトラブルもなく仲良く過ごしていますよ」と説明された。看護師長が、本人を呼びますねと言って部屋を出た。私は、入院したときの「だましたわね」の言葉が胸に刺さっていた。敏子さんが現れたらなんと言うだろうか。「こんなところに押し込めて！」と食ってかかられる姿を想像していた。看護師長の後ろから、うりざね顔で髪を一つに束ねた女性が現れた。お化粧をしていないのに、目鼻立ちがすっきりとして美しい。この人が敏子さん？　まるでおひな様のような品の良い優しい顔立ちだった。あのやまんばとは別人である。敏子さんは部屋に入ると一直線に私に向かって来た。私はスローモーションのようにゆっくりと歩いてきて胸ぐらをつかまれる……と想像して身体を硬くした。すると敏子さんは私の肩に手を掛けて「あら、大田さん、ここに連れてきてくれてありがとう。わたしもっと早く来ればよかったわ」と身体をすり寄せてきて私の腕に腕を絡めてもたれかかってきた。

「杉崎さんはお風呂も好きですし、毎日下着を手洗いしてとてもきれい好きな方なんですよ」

と看護師長が言い、敏子さんは微笑んでいる。爪は短く切られ、絡まっていた髪は美容院に行ったような艶がある。レモン色の半袖のブラウスに紺色の少し長めのスカートは夏らしい服装だった。敏子さんは妄想が薄れ、自分らしさを取り戻していた。「子どもたちはどうしてる?」と私に聞いてきて、「元気に学校に通っていますよ」と答えると「そう、良かったわ」と言った。アル・カポネに狙われて、子どもたちを守ろうと必死だった敏子さんは、その恐怖が消えてとても穏やかなお母さんに変貌していた。夫やお兄さんのことは視界に入っていないみたいに、一瞥もせずひと言も話をしなかった。

「もうよろしいですか、お部屋に戻りましょう」と看護師長に促されて、「じゃあ、またね、大田さん」と手を振って、面会室を出て行った。

要市さんの結核の入院は六か月くらいと言われていて、敏子さんも同じくらいの入院期間が見込まれた。

十一月、精神科病院のケースワーカーから「退院に向けて、そろそろ外出訓練を始めたいと考えています。日帰りで帰宅させたいので家の様子を見てきてほしい」と電話があった。Y病院からは何の連絡もないが、要市さんはまだ入院中だろうか。あのゴミ屋敷に敏子さん一人で帰っても、片付けもできないだろうし、一番気にしていた子どもたちとはどのようにして会わせるのがいいのだろうか。

私は、ほぼ半年ぶりに、杉崎家を訪問してみた。

玄関のインターホンの脇の「杉崎」の表札は外されて、白いプラスチックの縦長の看板が貼ってある。「株式会社○○興業」。会社？　杉崎家じゃなくなっている！　保健センターに戻って住民基本台帳を検索すると、要市さんと子どもたちはC区に転出していた。敏子さんだけが残されている。小学校に問い合わせると、先月転校したという。要市さんは予定より早く退院して、家を売り、子どもたちを預けていた女性と一緒に暮らし始めていた。お兄さんに電話した。「ある日突然、嫁入り道具のタンスと鏡台が送られてきて驚いた」と言う。要市さんが入院していたY病院は退院後の服薬確認や管理健診を転出先のC区に連絡していたので、うちに退院連絡が来なかったのだ。精神科病院のケースワーカーに「家がなくなっています。家族も敏子さんを置いていなくなりました」と残念な報告をした。

敏子さんは、病気は良くなったが、一番大切な子どもたちを失ってしまった。

妄想の中で子どもたちと暮らしていた生活と、妄想は良くなったが子どもたちと離ればなれになった生活。敏子さんにとってどちらが幸せだったんだろう。

私の支援は敏子さんの幸せを壊してしまったんじゃないだろうか。

「またね」と微笑んでいた敏子さんと、二度と会うことはなかった。

第二話

坂　道

——産後うつ——

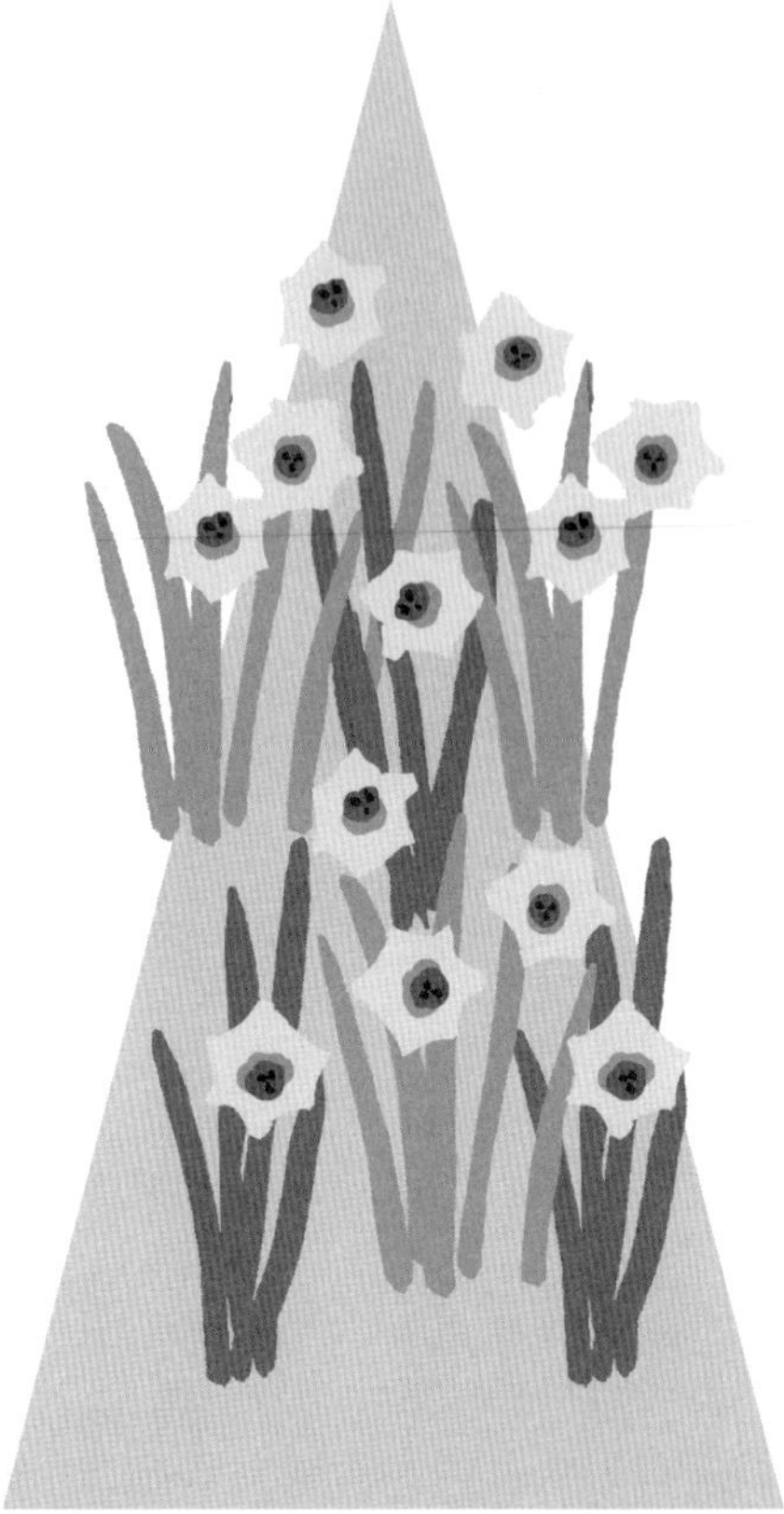

緩やかな坂道を上って行くと、家の区画がだんだん広くなってくる。坂の下の道を走る車の喧騒もここには届かず、歩いている人に出会うことも滅多にない静かな街である。

「高級住宅街の条件はね、坂の上にあることなんだって」

私、大田加奈が新人の頃、一緒に訪問してくれた先輩の言葉を思い出す。

頭上には道路にまで枝を伸ばしたケヤキの新緑が柔らかな空気を醸し出しているはずなのに、その下の高い塀に這う鉄条網と道に向けられた監視カメラに、よそ者を排除しているような冷たさを感じてしまう。

それにしても今朝の電話はどういうことだろう？

「赤ちゃんを乳児院に預けたいのだが、そちらでよろしいのかな？」

低音でゆっくりとした口調の年配の男性の声だった。乳児院とは保護者が養育できない乳幼児を養育する施設だ。

「乳児院に預けたいって、どういうご事情ですか」

「娘がお産で帰ってきているのですが、赤ちゃんが泣いて娘が寝られず、かわいそうなんですよ。昔の大女優さんは子どもを乳児院に預けて育ててもらっていたというじゃないですか。それでお宅に聞いたら分かるかと思いましてな」

「そういうお話は聞いたことがありませんが、ご事情にもよりますので、お伺いしてご様子を見せてもらってもよろしいでしょうか。今日の午後はいかがでしょう」

「それはありがたい。私は今会社におるのだが、家内に連絡しておきますから。あとは秘書に聞いてください」

代わって出た女性は、今お話ししていたのは某大手金融機関の役員だと教えてくれた。私は名前と住所を聞いた。

里帰り中なのに赤ちゃんを乳児院に？　ママの実母はいないのかしら？　赤ちゃんショートステイという方法もあるけれど、区民という条件がある。


インターホンで名乗ると、鉄の扉がゆるゆると自動で開いた。一歩踏み入れると目の前には白い塀が立ちはだかっている。道路側の塀と平行に建つ白塀に沿って左に二十メートルくらい進むと、突き当たりの右側に格子戸がある。手で軽く開けると、目の前に広い日本庭園が現れた。折り返して白塀の内側の緩やかな階段を上ってようやく結婚式場のような建物に辿り着いた。玄関の前に青いワンピース姿の年配の婦人がにこやかに立っている。

「さ、どうぞおあがりくださいませ」と小首を傾けながら迎え入れてくれた。広い玄関の上がりかまちから赤い絨毯が敷き詰められている。

「お二階にどうぞ」と言う婦人の後について正面の広い階段を上って案内された所は学校の教室ほどの広い部屋だった。グランドピアノが置いてあり、応接セットが三か所とカードテーブルがあって、パーティー会場のような空間である。どこに座ったらよいのか戸惑っていると「こちらに」と大きなソファを勧められた。

「今、娘を呼んでまいりますので、少々お待ちくださいませ」

婦人はそう言って出ていってしまった。壁には外国の港を描いた暗い色の大きな絵画が飾られ、部屋の角には私の背丈ほどの壺が置いてあって、一面のガラス戸から今通ってきた広い庭が一望できた。どうにも場違いで居心地が悪い。

しばらくして、婦人の後から、髪を肩まで垂らし、クリーム色のワンピースを着た女性が入ってきた。目を合わせず床を見つめている。疲れた表情だった。

「美智子さん、先生に何でもお聞きして」

「あら、赤ちゃんは？」

「ようやく寝ついたところです」

美智子さんが低い声で答えた。

「先に母子手帳を見せてもらってもよろしいですか」

ママの名前は東条美智子、二十八歳、主婦。初産。妊娠経過や分娩も問題はなかった。赤ちゃんの名前は愛美（まなみ）ちゃん。二千七百グラムで生まれ、一か月健診では四千グラムを超えていた。今日で生後一か月半になる。父親は聡一郎、三十一歳、医師、住所は同じ区内のM町と書かれていた。

「体重も順調に増えていますね」と伝えたが、美智子さんは硬い表情のまま、返事をしなかった。

「今、お困りのことは何ですか」

「この子、泣くんです。赤ちゃんって、白いドレスを着てゆりかごの中でスヤスヤ寝ているものだと思っていました」

「赤ちゃんって泣きますよね。お母様が子育てのときはどうでしたか」

私は同調を求めて美智子さんの母親に聞いた。

「さあ、どうだったでしょう。覚えておりませんわ」

母親は素っ気なく答えた。

「この子、私に嫌がらせをするんです。私が疲れて寝ようとすると決まって泣いて、私を寝かせないんです」

「それはおつらいですね。そんなときはお母様があやしてくれたりなさらないの」

美智子さんの向かいに座っている母親に目をやった。

「いいえ、先生。私どものときとは時代が違いますから、手は出せませんわ」

母親は膝に両手を重ねたまま、にこやかに答えて、「美智子さん、あなたママになったんだから、あなたがしっかりしないと。今までみたいに聡一郎さんにフルコースなんて作って差し上げられないのよ」と言い聞かせて、「ねえ、先生」とこちらを向いた。美智子さんは聞こえていなかったように話を続けた。

「ほら、見てください、ここ。ここが泣いていた時間です」

そう言って育児ノートを開いて、時間が刻まれた縦軸に沿って途切れ途切れのジグザグ線を指さした。前のページもその前のページもめくって見せた。

「授乳は母乳だけですか。ミルクも足しているの？」

「母乳の後も泣くのでミルクを三十ミリリットルくらい足してます。それでも泣くんです。こうやって私を虐めるんです。私、この子が女の子で良かったと思うんです。大きくなって私と同じ思いをすると思うといい気味だわ」

美智子さんは、悪巧みをするような目で宙を見た。

「お産から続いて三時間ごとの授乳で、ゆっくり休めなくておつらいですね。赤ちゃんは三か月くらいになると夜まとめて寝るようになってママも寝られるようになるんですが。お父様から、赤ちゃんを乳児院に預けられないかとお電話いただいたのですが、愛美ちゃんをショートステイに預けてお休みになるか、それとも昼間、助産師さんに来てもらって、赤ちゃんをお風呂に入れてもらったりお世話してもらって、その間ママは別の部屋で少しまとめてお休みになる方法もあります。いかがでしょう」

美智子さんは赤ちゃんと離れて休むことが必要と考え、母子一緒にお泊りの産後ケアセンターについては触れなかった。

母親が「助産師さんに来てもらいなさいよ」と美智子さんに促したが返事はない。美智子さんの授乳や育児の手技とメンタルの観察もしてもらうとなるとベビーシッターでなく助産師の方がよい。とりあえず一週間くらい来てもらえそうな人を探してみることを提案した。

「美智子さん、そうなさいよ」

この母親のときは、乳母にでもやってもらっていたのではないかと想像してしまうほど、娘を手伝う意思が感じられなかった。

「お母様も、愛美ちゃんが泣いたときは抱いてあやしてあげてくださいね。日中の暖かい日は、お庭に出るのもいいんじゃないでしょうか。お顔だけは直射日光は避けてあげて」

母親は、それに対する返事はせず、「先生、身持ちの良い方をご紹介くださいましね」と体をくねらせて小首を傾げた。

赤ちゃんの様子も見たかったが、ようやく寝ついたところだと言われてしまうと無理に起こして連れてきてと言うのもはばかられた。一か月健診で順調と言われていることで、今日はよしとしよう。

美智子さんの実家に一番近い、ベテランの松下助産師に電話で事情を説明すると「午後の二時間くらいなら」と引き受けてくれた。松下助産師の身持ちはどうか分からないが、助産師会副会長という肩書は強みになるかもしれない。

一週間後、松下助産師から電話があった。一日二時間の予定だったが四時間になり、土日を挟んで五日で終了したという。

「赤ちゃんは良い子ですよ。よく飲んでよく寝て。でも美智子さんの様子がおかしいわね。『死にたい』ってつぶやいていて、産後うつよ。受診を勧めたけど、お母さんが『大丈夫です』って言って病院に連れて行こうとしないの。後はよろしくね」

美智子さん夫婦の住むM町は、実家から車で十分くらいの所だった。そこもまた坂の上で、コンシェルジュがいる十五階建ての高級マンションである。M町の担当は、就職二年目の浅野保健師だ。里帰り中は私と二人で担当し、家に戻ったら浅野さんに引き継ぐことにした。

実家に電話した。母親は「助産師さんもとても良い方で、お陰様で愛美ちゃんは寝るようになりました。美智子も休めたようです」と話し、美智子さんが〝死にたい〟と言っていることには触れてこない。私は、先日赤ちゃんに会えなかったことを理由に、地区担当の浅野保健師と訪問したいと申し出た。

翌々日、私のデスクにメモが貼ってあった。

〈東条パパより電話あり。訪問時、本人の前で〝うつ〟という言葉を使わないこと。EPDSもしないでください〉

EPDSとは、エジンバラ産後うつのチェックリストで、赤ちゃん訪問のときに全員のママに記入してもらっている。医師である聡一郎さんは妻の様子が〝うつ〟らしいことに気付いているようだ。

二度目の訪問では、最初に電話をくれた父親も待っていた。美智子さんは無表情でうなだれて座っている。

「愛美ちゃんの様子を見せてもらいますね」

私と浅野さんは、赤ちゃんの体重を量る準備をした。母親が服を脱がせながら、「ほら、先生、笑うようになったんですよ」とうれしそうに言うが、美智子さんはそっぽを向いている。

「美智子さん、量るところ、ちゃんと見せておもらいなさい」

私たちは、裸の赤ちゃんをハンモックに乗せてバネばかりで量った。

「五千七十グラム。順調ですね」

「離乳食っていつ頃から始めるんですか」

母親が服を着せながら聞いた。

美智子さんはそっぽを向いたままでいる。浅野さんが母子手帳に体重を記録して美智子さんに渡そうとすると横から母親が手を出して受け取った。

「し・に・た・い」

美智子さんがつぶやいた。

「なんてこと言うの。あなた、しっかりなさい！」

「やはり、眠れないですか」

美智子さんは答えない。

「お疲れのようなので、どうぞ休ませてあげてください」

母親に美智子さんを別室に連れて行ってもらい父親と話した。

「お嬢さんはうつ状態ですね。『死にたい』と言うのは重い方かと……。お医者様にご相談された方が……」

「うーん。精神科ですよねー。娘を精神科に連れて行くのはちょっと……」

「あんなことを言うなんて、今日はどうしたのかしら」

戻ってきた母親は、愛美ちゃんを抱きながら言った。

「ご主人の聡一郎さんもこの状況をご理解されているんですよね。なんておっしゃっているんですか」

「聡一郎君も忙しいことですし、私の知り合いの医者に来て診てもらえないか聞いてみます」

と父親は渋り顔で答えた。

「そうですね。お薬が必要かと思います。早急にご相談なさってみてください」

私はもう一押し声をかけた。

一週間後、美智子さんの母親に電話した。父親の知人の紹介という医師に日曜日に往診してもらい、お薬を飲み始めたという。私はようやく治療が始まったことに安堵し、お薬の血中濃度が一定になるまで二、三週間かかり、その後も服薬調整をしたりするので、しばらく飲み続けること、そして良くなり始めのときに自分を傷つけることがあるので見守りが必要であることを説明した。

それから二週間後に電話すると、母親は「お医者様から入院を勧められまして、主人が『娘が精神科に入院だなんてとんでもない。半月で五十万円かけたのに良くならない』と怒っておりますの。美智子は、お医者様に言われて母乳はやめましたけど、何もできないので、私が愛美ちゃんのお世話をしていて大変ですわ」とこぼした。

聞けば、聡一郎さんが大学病院に勤めているので、美智子さんが精神科に受診すると、レセプトで職場に知られてしまう。そうなればお婿さんの出世に響くのではないかと心配して、健康保険を使わず自費で支払い、その他にお車代として一回十万円をお包みしているという。美智子さんの〝死にたい〟は変わっていない。私は、お薬の効果が現れるのはこれからなので服薬を続けるように勧めた。この状況を聡一郎さんはどのように思っているのだろうか。

梅雨明けが待ち遠しい頃、愛美ちゃんの乳児健診があった。愛美ちゃんは私が診察介助をしていた第一診察室に、聡一郎さんに抱かれて入ってきた。聡一郎さんが愛美ちゃんを診察台に寝かせた。愛美ちゃんは、ぷっくり太って、小児科医の顔を見つめてにっこり笑った。

そして美智子さんの方を見た。美智子さんは無表情でボーッと立っていて視線を合わせない。

「首もしっかりして、発達は順調ですね」と説明された。私は、第二診察室で介助についていた浅野さんを手招きし、聡一郎さんに「地区担当の浅野保健師です」と紹介した。すると美智子さんはふら〜っと診察室を出ていった。聡一郎さんがベビーベッドで愛美ちゃんに服を着せながら、「妻の実家では、なかなか妻に会わせてもらえないため、半ば強引に二人を家に連れてきました。そして一年間の育児休業を取ったんです」と話した。

「それで奥様の受診は？」

「義父の勧めた医者はやめました。今はどこにも行ってません」

ベビーバギーに乗せるのを手伝いながら「ご存じかと思いますが、命に関わることもある病気です。近くで産後うつをよく診てくださるひまわりクリニックさんに、一度ご相談なさってみてはどうでしょう」と早口で伝えた。

「そうですね。あっ、妻が怪しむといけないのでこのくらいで」

「今度お電話します」と言ったが、「妻がそばにいると話せないので、電話に出られないかもしれませんが」と言い、そそくさと美智子さんが待つ待合ホールに戻っていった。

健診後のカンファレンス（検討会）で、小児科医からママの様子が気になったと報告された。服薬も中断して、聡一郎さんが一人で美智子さんと愛美ちゃんの世話をしていることが分かり、聡一郎さんの育児負担の軽減と美智子さんの治療継続の勧奨が必要なため、地区担当保健師が継続してフォローする方針があげられた。

「大田さん、私、こんなに重症な産後うつは初めてです。どうしたらいいでしょう?」

昨年の春まで学生だった浅野さんが不安そうな顔で来た。

「そうね。まずは美智子さんの治療が最優先よね。産後うつに強いひまわりクリニックを勧めたけど、連れていかれるかしら。東条さんも飛び降りたりしないか目が離せない美智子さんと愛美ちゃんのお世話で共倒れにならないか心配だわ。育児支援ヘルパー派遣制度と赤ちゃんショートステイの紹介もしておきましょう。一度訪問してお家での様子を見られるといいんだけど……。一緒に行くから、聡一郎さんに電話して訪問の約束をとってみて」

「ありがとうございます。やってみます」


数日たって、浅野さんが近づいてきた。

「大田さん、東条さんに何度も電話しているんですが出ないです。留守電にも入れているんですけど折り返しもありません」

「美智子さんがぴったりそばにいて話せないのかしらね。お手紙にしてみる? 聡一郎さん宛てに保健センターと分からないように白い封筒で出してね」

「分かりました。文案ができたら見てもらえます?」

「いいわよ」

手紙が届いた頃、聡一郎さんから浅野さんに電話があった。

美智子さんに病院に行こうと話すと「私、何か変？　病気なの？」と言われてしまい、連れて行くことができない。保健師の訪問についても「保健師さんがなぜ来るの？　実家にも来たわ。私マークされているのかしら」といぶかっている。家政婦もベビーシッターも「なぜ必要なの？　私じゃダメなの？」と言うため頼めない。皆さんに心配していただくのは有難いが、今は自分がみているのでなんとかなっている。そっとしておいてほしいと話したという。

「大田さん、訪問は断られましたね」

「そうねー。聡一郎さんは奥さんに、様子がおかしいよって言えないのね。未治療のままねー」

「医師であるご主人がみてるならこのまま任せていいですか」

「迷うわねー。無理に訪問しますとは言えないけど。お買い物はどうしているのかしら。あの状態の美智子さんを一人にしておけないから三人で行くのかしら。ネットでお取り寄せの方法もあるけど。そろそろ離乳食が始まって動き出す愛美ちゃんと自殺の危険性のある美智子さんのことを聡一郎さんが一人でみているのよね。母子二人にして何か事故でもあったらと思うとゆっくりお風呂にも入れないわよね。大変そうよねー」

東条さんも大学病院で医師として多くの症例を経験するであろうこの大事な時期に、一年間の育児休業を決心したということは、妻はただならぬ病状と見極めたからに違いない。そんな状態の奥さんに受診を促すことができないのか。直言したら夫婦関係が壊れるとか自殺してしまうことを恐れているのだろうか。優しいと言えば優しさかもしれないが、回復を先送りしているようにも思える。

「このままでいいとは思えないわね。浅野さん、もう一押し、精神保健相談の日に合わせて、『赤ちゃんの体重を量りにいらっしゃいませんか。測定している間にご主人だけでも精神科医に相談できますので』と留守電に入れてくれる？ それと育児支援ヘルパー派遣と赤ちゃんショートステイのチラシを郵送して、ご検討くださいと伝えて」と指示した。

その後も、聡一郎さんからの連絡はなく、しばらく様子を見ることにした。

ひまわりクリニックの今井先生が精神保健相談に来た。

「多分大田さんがこの前話していた〝死にたい〟発言のママだと思うんだけど、パパだけで相談に来たわよ。薬を出したわ」

今井先生には、少し前に「名前は言えませんが、先生のところに紹介したい産後うつのママがいるんです。家族が受診を説得できなくて」と伝えてあった。ようやく聡一郎さんが動いて、服薬再開に漕ぎつけた。

数日後、「大田さん、東条愛美ちゃんの6・7か月健診の結果票が届きました」と浅野さんが結果票を持ってきた。少し離れた小児科で受けていた。

「ちゃんと連れて行っていたのね。結果はどうだった？」

「順調ですね」

「ママの様子は分からないけど、愛美ちゃんのほうは発育もよさそうね。ちょっと安心ね」


十月は、来年度の保育園の申請時期である。聡一郎さんが復職するためには、愛美ちゃんの日中の保育を考えなければならない。私は浅野さんに、東条さんに電話をして美智子さんの様子を聞くことと、愛美ちゃんの保育園を考えてみませんかと声をかけてみるよう勧めた。

聡一郎さんから浅野さんに折り返しの電話があった。美智子さんの様子ははっきり言わず、妻は仕事をしていないが、保育園を申し込めるのかとの質問だった。

「診断書を書いてもらって病気要件でも申し込むことができるから、まずは入園案内を取り寄せて読んでくださいと伝えて」

「話してみます」

私は今井先生に電話をして「東条さんに保育園を勧めているので、先生からも勧めてほしい」と話した。

「それがね、一回受診しただけで、その後来てないのよ」

聡一郎さんは美智子さんにお薬を飲ませられなかったのだろうか。それとも病院を変えたのか。良くなっているとか元気になりましたと言わないのは様子が変わっていないと思える。まだ受診させられないのか。どうして治療を受けさせてやらないのか。妻への気兼ね？　出世の阻害？　実家の見栄？　頭の中で憶測が広がる。一番苦しんでいるのは美智子さんなのに、愛しているなら早くトンネルから抜け出るよう導いてあげて。医師なら分かるでしょう？東条さんの気持ちを聞いてみたい。

しばらくして、「東条さんから電話があったんです」と浅野さんが近づいて来た。

「今井先生に診断書を書いてもらって、保育園を申し込んだそうです」

「よかったわねえ」

「でも美智子さんが、『私、働いてないのに、どうして保育園なの？』と言っていて、聡一郎さんから『妻になんと説明したらいいでしょうか。保育園は本当に大丈夫なんでしょうか』と聞かれているんです。大田さん、私、なんて答えたらいいですか」

「保育園に入れるかどうかは保育課が決めることだけど、今だって、専業主婦でありながら、夫が一年も育休を取っていることを美智子さんはどう理解しているのかしらねえ。東条さんも『君は体力がないから、休み休み家事をしていいんだよ。四月からは今までみたいに手伝ってあげられないから、日中少し愛美ちゃんを預かってもらおうね。今はそういう人も保育園に入れるそうだよ』ぐらい言ったらいいのに」

「そうですよね。そう話してみます」

年が明けて、東条愛美ちゃんは、自宅近くの保育園に入園が内定した。聡一郎さんは美智子さんを説得できたようだ。

しかし、三月になって保育課から、東条さんから保育園の辞退届が出されたと連絡があった。浅野さんが電話をすると、「妻がどうしても納得しないため保育園は断りました。妻の病状は少し良くなってきています。僕は四月から、週二〜三日、短時間の仕事を始めることにしました」と話した。

愛美ちゃんは一歳の誕生日を迎えた。

数か月後、浅野さんが、少し慌てた様子で近づいてきた。

「大田さん、大変です。東条美智子さんから二人目の妊娠届が出されました」

今日も私は、坂道を上って家庭訪問に行く。

今から会うケースは、乳児健診で医師から「斜頸じゃないけど頭の向き癖が強いわね」と言われて「この子に何かあったら、私の血だと言われてしまいます」とその場で大泣きしたママだ。夫の家族はみな小学校から皇族が通う学校を卒業していて、義父は裁判官、義弟は弁護士、夫は検事とみな法曹界で、この子も同じ小学校、法曹界に入らなければ自分の血が悪いと思われてしまうと言うのである。

「子どもの名前も義母が決めて、育児用品もすべて義母がそろえて、私、肌着一枚買ったことがないんです。この子は完璧で当たり前なんです。完璧じゃなかったら私の血が悪いんです。この子を育てる自信がなくて……私が生んだ子なのに、私の子じゃないみたいで愛せないんです」

坂道の上のお屋敷街には、ぴんと張り詰めた違う空気がある。私はだんだん緊張感が増してきた。

第三話

は・な・か・か・ゆ・い

——難病——

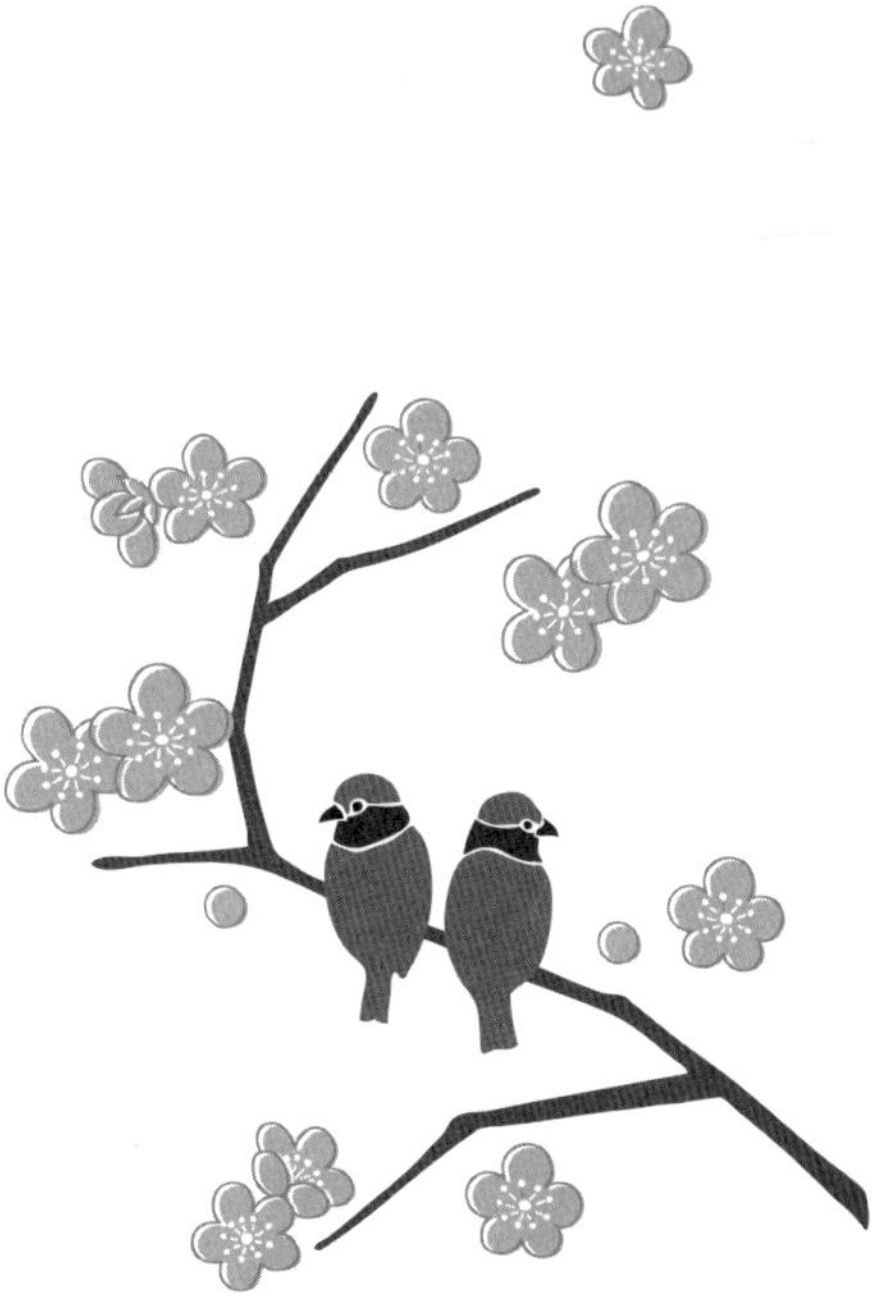

四月の人事異動でざわついていた職場の雰囲気も、一か月たってようやく馴染んできた頃、障がい者福祉課の女性から、私、大田加奈に内線電話があった。

「あっ、大田さん？　そちらの保健センターからN町の塚本さん家に誰か訪問してる？　たった今、奥さんから『ここにいる女、どこかにやってー、もう二度とウチには来させないで！』ってわめいてる電話があったんだけど」

「なんのこと？」

「よく分からないんだけど、障がい者福祉課から訪問している人はいないので保健師さんかなと思って」

「N町の担当は清水さんだけど……」

そう言いながらホワイトボードの予定表に目をやると、訪問と表示されているのは清水保健師だけである。

「訪問中になっているわね。塚本家に行っているか分からないけど、帰ってきたら聞いてみるね」

「後はよろしくね。だいぶ怒ってたわよ」

清水さんは、保健師になって二年目だが、その前に病院で五年の看護師経験がある。

しばらくして清水さんが戻ってきた。

「お帰り。塚本家に行っていたの？　なんかあった？」

清水さんは訪問バッグを椅子に置きながら、ふうーっとため息をついた。

「聞いてくださいよ。もう、大変でしたよ。奥さん、私の目の前で区役所に電話しちゃって」

「いやいや、その前に何があったの」

安藤係長もパソコンの手を止めてこちらを向いた。

「難病医療費助成の申請があったんで、連絡してから行ったんですよ。それなのに、奥さん、何も知らないんですよ」

「知らないって、何を？」

デスクに向かっていた他のスタッフも顔を上げて聞いている。

「旦那さんがＡＬＳ（筋萎縮性側索硬化症）ってことも、進行性の病気でこれからどうなっていくかも」

「申請は誰がしたの？　本人？」

「病院から、医療費が安くなるから、これを持って区役所に行けって言われたから、奥さんが持って行ったと言うんです」

「それでどうしたの」

「訪問したら、旦那さんが蒲団の上に座っていたから、『これから起き上がりにくくなるからベッドの方がいいですよ』って、介護保険でギャッジベッドをレンタルできることを話したんです。そしたら奥さんが急に怒り出しちゃって、もうこっちがびっくりですよ」

清水さんは口をとがらせている。

「それで、奥さんがあなたの目の前で電話しちゃったの?」

「そうなんです。私、怒らせるようなことは何もしてないですよ」

「そうね、奥さんは何がそんなに気に障ったんだろう。旦那さんは何か言ってた?」

「気まずそうな顔をしてたけど、何も言わないんですよ。奥さんが私に『出て行って!』って怒鳴るから、帰って来ちゃいました。だいたい主治医がいけないんですよ。難病申請を出させているのに家族に説明していないなんて」

清水さんは抗議するように係長に向かって言った。

「主治医も説明のタイミングを見計らっていたのかもしれないけど、何か事情がありそうね」

「これからどうしたらいいですか。私、あの奥さんちょっと無理です」

安藤係長は、合図するかのようにチラリと私を見た。

「ALSは徐々に進行して、いずれは全身麻痺になって、在宅介護も大変になるよね。来るなと言われて、このままでいいとは思えないし……。担当を交代して、もう一度行ってみましょうか。大田さんお願いできるかしら」

「ええっ、私ですか。いいですけどー、私だってうまくいくか自信ないですよ」

「清水さん、大田さんと交代でいい?」

「はいっ、よろしくお願いしまーす。奥さん手強いですよー」

さっきまでのふくれっ面が一瞬で笑顔に変わった。

難病医療費助成の申請書を見てみると、患者さんは、塚本丈治さん五十五歳、職業は音楽家。妻香葉子さん五十五歳と次男雅晴君の三人暮らし。ADL（日常生活動作）は、歩行可、排泄自立、食事自立、入浴要介助、と記載されている。


数日後、私は恐る恐る奥さんに電話をした。

「先日は、清水が失礼いたしました。あらためまして私、大田加奈が担当させていただきます。恐れ入りますが、もう一度ご主人のご様子を見せていただきたいのと奥様からお話を伺いたいのですが、ご都合の良い日をお約束できないでしょうか」

「旦那はいつでもいます。私もいなきゃダメですか？」

「できればー、そうですね」

「私パートをしていて、水曜日は早番なので四時過ぎならいいですけど」

「では、そのお時間にお伺いします」

塚本家は商店街から路地に入ったアパートの二階にあった。玄関ドアはバスケットシューズを挟んで開けっぱなしになっていて、半間ほどの玄関には靴があふれていた。声をかけると中から、「どうぞー」と女性の声がした。正面の廊下は右側にガスコンロ、シンク、冷蔵庫が並んでいてどこも油汚れがひどく、床にはお米の袋やレジ袋が置いてあり、シンクの中には使ったフライパンや食器が重なっている。左側は浴室、トイレ、四畳半の和室、そして突き当たりに六畳の和室があってベランダに続いている。

丈治さんは蒲団の中でもそもそと横向きになり肘を使いながらゆっくりと上半身を起き上がらせた。白髪交じりのひげが短く伸びている。丈治さんの仕事はフラメンコギタリストで、昨年秋頃から指先に力が入りにくくなったが、使い過ぎかなと思っていた。今年のお正月過ぎ頃からボタンがはめにくくなり、次第に腕が上がりにくくなってきて、ギターを支えることができなくなった。二か月ほどマッサージに行ったり針灸に通ったが良くならず、四月にようやく病院に行って、神経からくる筋肉の病気だと説明されたという。

今一番困るのがトイレでトイレットペーパーが切れないこと。

「あれって、両手が上がらないと切れないんですよ。今は一回分ずつ切ったのを床の箱に入れてます。あと立ち上がるときや廊下も本当は手すりがあるといいんでしょうけど、手すりまで腕が上がらないから、あってもつかまれないんですよね」

便座からは前屈みになってバランスを取りながら立ち上がり、壁に寄りかかってなんとかズボンを上げ、廊下も転ばないように壁に身体をこすりつけながら部屋に戻ってくるという。

「こんな狭いアパートに手すりなんて付けられませんよ」

丈治さんと視線を合わせなかった香葉子さんがすかさず口を挟んだ。

「だから手すりは要らないって言ってるだろう」

「だったら言わなきゃいいじゃないですか！」

「僕は大田さんに説明してるんだ！」

険悪な雰囲気になりかけた。

「お食事はどうされているの？」

「テーブルに置いたお皿に口を近づけて、まあ犬食いですね」

「奥さんは、お医者さんから説明を受けていないんですか」

「今度の金曜日の受診は一緒に来てくださいって言われていて、そのときに説明があると思うんですけど、それよりも私がこの人を看なきゃいけないんですか」

タンスに寄りかかりながら、片膝を立てて座っている香葉子さんが聞いてきた。

「どういうことでしょう？」

「この人、何年も家に帰って来なかったんですよ。子どもたちが高校生と中学生でお金もかかるときに生活費も入れずに、好き勝手して。それなのに病気になったからってのこのこ帰ってきちゃって、どこぞの女に看てもらえばいいじゃないですか。病気になって捨てられたからって戻ってこられても、うちは今の生活でいっぱいいっぱいですよ。私どうしたらいいんですか。この前来た保健師さんが進行する病気だって言ってたけど、家族だからって押しつけられても困ります。籍は抜いてないけど、とうに家族なんかじゃないですから」

「そういうご事情があったんですね」

丈治さんはうつむいている。

「それなのに、この前の人は私が看るのが当然みたいに言っちゃって。見てくださいよ、この狭い部屋のどこにベッドが入るって言うんですか。四畳半は二段ベッドと勉強机二つでキツキツだし、私はこのリビングでテーブルをどけて蒲団を敷いて寝ているのに、この人が来て私はどこで寝たらいいんですか。次男はアルバイトしながら映像の専門学校に行っていて、私だってクリーニング屋の受付の仕事で月十七万円、家賃が九万円でカツカツなのにベッドのレンタル代なんてないですよ」

香葉子さんは溜まっていた思いを一気に吐き出した。確かにこの居間も整理ダンス、重ねたプラスチックケースが二列、テレビと蒲団で、小さなこたつテーブルの一辺がようやく歩けるスペースだ。長男は運送業で一人暮らしをしているというが、二段ベッドの上段は服が山積みになっている。丈治さんは年金を納めていなかったため、障害年金の申請もできない。

「なんで私なんですか。私が看なかったらどうなります？　この人がここでのたれ死んだら、私、殺人罪ですか？　こっちが死にたいくらいですよ」

「そんなことにならないように、一緒に考えていきたいんです。まずは、病気について主治医から説明を聞きましょう。その後でこれからどうしていくのがよいかを考えましょう。医療費は難病医療費助成の申請をされていますから、お金はかからないと思います。ただ歩くことが大変になってきていますから、遠くの病院に通うのはタクシー代もかかりますし、近くのクリニックに変えることも考えられた方がいいですね。この近所で往診してくれるのは田辺クリニックか小坂医院ですね。そのことも主治医とご相談してみてください」

それだけ言うと、翌週の訪問日の約束をしておいとました。

家族だからって、なんで私が看なきゃならないんですか——この言葉には苦い思いがある。保健師になって二年目。まだ介護保険制度がなかった頃、病院から退院連絡があって、脳梗塞で半身麻痺の後遺症があるお婆さんを訪問したあのとき……。玄関の下駄箱の上に置いてある靴型装具はうっすら埃を被っていた。私は病院で行っていたリハビリを自宅でも続けるように話し、お嫁さんに「この廊下を、あの装具をつけて何往復か歩くといいですね」と指導した。するとお嫁さんの表情が変わった。

「保健師さん、これ以上私に何しろって言うんですか！　お義父さんが死んで豆腐屋を継いで、今度はお義母さんが倒れて店を閉めたんです。高一、中二、小六の男の子が三人いて教育費もかかりますしね。パパは建築関係に勤め始めて大変そうですし、私も近くのスーパーにパートに行って、昼休みに帰ってきてお義母さんにお昼を食べさせておむつを替えてまたスーパーに戻るんです。自分のお昼を食べる時間なんてないですよ。私も精いっぱいやっているんです。よそみたいに家族旅行も行かれなくて、子どもたちだって我慢しているんです。大体、私が嫁に来るとき、この人結婚に反対してたんですよ。それを家族だからって看なきゃいけないんですか。私にはこれから将来のある子どもたちの方が大事なんです」

私はお嫁さんの気持ちも知らずに追い詰めるようなことを言ってしまったことに気付かされた。どうしても患者に目が行きがちだが、家の中で病人が出ると家族の一人一人に、負担や我慢が出てくる。それがひずみになり、また別の不健康な問題が起こることがある。保健師学校で、家族総体で見ることと教わったではないか。お姿さんの在宅療養には、このお嫁さんが潰れてしまわないような支援が必要なのだ。

塚本夫妻は、病院で主治医から今後の病気の進行や予後について次のような説明を受けた。

ＡＬＳは、筋肉や運動を司る神経が徐々に麻痺していく病気で、麻痺の部位や進行の速度は人によってさまざまであるが、喉の筋肉が麻痺すると声が出なくなって話せなくなったり、飲み込むことができなくなって食べられなくなる。そのときは、胃ろうをつくって直接胃にチューブから流動食を注入することもある。また肺の周りの筋肉も動かなくなると呼吸がしづらくなり、人工呼吸器をつけて呼吸をアシストすることが必要になってくる。予後は何もしなければ早い人は一、二年、人工呼吸器をつけて五年から十年以上の人もいる。胃ろうや人工呼吸器をつけるかどうかは、本人と家族の希望によるので考えておいてほしい。

「主治医から話は聞きました。病院に連れて行くとき階段から落ちそうで大変でしたよ。病院では車椅子を借りましたけど。田辺クリニック宛てに紹介状を書いてもらいました。本人は胃ろうも人工呼吸器もつけないと言ってます」

香葉子さんは落ち着いた様子で話した。

「ねっ、それでいいんでしょう？」

丈治さんに問うと、丈治さんはこくりと頷いた。二日前、一人でトイレに行くときに転んでしまったが、なんとか起き上がって蒲団に戻れたという。

「足もだんだん踏ん張れなくて。トイレだけは自分で行きたいんですけどね」

その声は少しかすれていた。雅晴君がいるときはトイレまで支えながら歩いてくれるという。

「ポータブルトイレにしても、起こして座らせる人が必要よね」と言うと、「第一置く所がないでしょ。ベランダだって物でいっぱいだし」と香葉子さんに速攻で却下された。私は間に合わないときの予防にとおむつを勧めた。

田辺クリニックの初回往診に私も同席させてもらった。年配の看護師が検温と血圧をチェックし、医師が胸に聴診器を当てた。

「胸の音はきれいですね」

往診を月一回、訪問看護を週一回開始することになり、田辺クリニックの看護師が来てくれることになった。「曜日と時間はいつでもいいです。私はいませんけど、玄関はいつも開きっぱなしですから」と香葉子さんは言った。これからは、肺炎・脱水・便秘や寝たきりによる全身の痛み・関節の拘縮・床ずれ・不眠などを観察して、症状が現れたら対症療法しかない。

次に訪問したとき、丈治さんはギャッジベッドに寝ていた。四畳半と六畳の間のふすまを取り払い、二段ベッドと並ぶようにギャッジベッドが置かれていた。香葉子さんは長男が使っていた上段に寝るようにしたという。丈治さんは、電動で上半身を起こし、ベッドから両足を下ろして座位になって見せてくれた。両腕はだらりとぶら下がり、首が重そうに前に垂れて、上半身は左側のマットにもたれていた。雅晴君が午後からの授業のときは午前中はみてもらえる。幸い香葉子さんの勤めるクリーニング店は近いため、昼休みや休憩時間にちょっと戻ってきて食事や排泄を手伝っている。おむつが汚れていることも多くなっていた。

その後も私は、誰もいない時間を補うように、赤ちゃん訪問の後などに立ち寄った。
「お水、飲みますか」
ストローが挿してあるペットボトルを持ち上げて見せて聞くと首を横に振る。「むせかえることもありますか」と聞くと、うん、うんと頷いた。最近はろれつが回りにくく、会話も聞き取りにくくなっている。そろそろ吸引器が必要だ。私はその場で香葉子さんに手紙を書いた。

〈お水がむせかえるようですね。トロミをつけると飲みやすくなります。次回試供品をお持ちします。食事も細かく刻んだ野菜は喉でばらけて誤嚥しやすいので、おかゆやゆでたジャガイモ、カボチャに混ぜたり、ご飯はクリームシチューやカレーに混ぜるとひとかたまりになって飲み込みやすくなります。水分が少ないと脱水になりますし、食事が少ないと便秘になりますので、尿や便の回数を観察してください。それと、そろそろ吸引器が必要かと思いますので、後日ご相談させてください〉

私はALSで人工呼吸器をつけた母親を長年在宅介護して看取ったAさんが、「使わなくなった介護用品がいっぱいあるの。誰かほしい人いないかしら」と話していたのを思い出し、吸引器はないか聞いてみた。

「大きいのはあげちゃったけど、ほとんど使っていないポータブルはあるわよ。吸引力はちょっと弱いけど、誰かもらってくれる人がいるの？」

手紙を読んだ香葉子さんから電話があった。

とにかく手のかかる介護用品は増やしたくないという。「それに、チューブを口に入れたり鼻に入れたり、そんなこと私はできないから要らない」という。

私は「唾液を飲み込めないと肺炎を起こすから、吸引は必要ですよ」と説明して、中古品だがAさんからいただいた吸引器をお試しで使ってみないかと持ちかけた。試して使えそうなら、障がい者福祉課から新品の吸引器の給付が受けられる。香葉子さんは「大きさは？音は？」と聞いてきたが「それも含めてのお試しね」と勧めた。カテーテルは田辺クリニックから処方してもらった。

香葉子さんがいるときにポータブル吸引器を持って行くと、「思ったより小さいわね」と拒否はなかった。吸引器の大きさは二リットルのペットボトルを二つ並べたくらいだ。

「置いといて看護師さんと保健師さんが使うのよね。私はやらないわよ」とけん制する香葉子さんに、「まあ、見てて」と私は、実演して見せることにした。コンセントの延長タップには全てプラグが差してありブレーカーが落ちないか心配なので、電動ベッドのプラグを吸引器のプラグに差し替えた。瓶に塩素系漂白剤と水を少し入れ、スイッチを入れると、低く連続したモーター音が鳴った。カテーテルを丈治さんの口に入れるとズ、ズ、ズーッと勢いよく吸い始めた。

「ちょっとやってみますか」

カテーテルを香葉子さんに渡した。

「口の奥は無理しないで左右の頰の内側に溜まったのを吸うの」

「ええっ、どこ？　よく見えない」

ズッ、ズズーッと、瓶に泡沫状の液体が溜まっていく。丈治さんに「どう？」と聞くと、うん、うんと頷いている。私が鼻腔にカテーテルを入れて回しながら引いて見せたが香葉子さんは「鼻は怖いからやらない」と言う。最後にコップの水を吸ってカテーテルの中を洗浄する。これが一連の動作だ。無理はしなくていい。少しでも肺炎の予防になれば。香葉子さんは試してみると言ってくれた。

一週間後に行ってみると、香葉子さんは「やっぱり、これ、あるといいみたい。ねっ」と丈治さんの顔をのぞき込んだ。

「でもこれより大きいのは嫌だわ。これもらってもいいの？」

「相手ももらってほしいって言ってるからいいんじゃないの」

香葉子さんはもう一度丈治さんをのぞき込んで「もらうね？」と声をかけた。丈治さんの目が笑っている。

数日後の午後に訪問すると、丈治さんは泡を吹いたように口から唾液があふれていた。急いで吸引すると咳とともに粘り気の強い痰が引ける。身体を横向きにして背中をタッピングすると、まだ引けてくる。少ししてゆっくりと深い呼吸に変わった。

「大丈夫ですか」

うん、うんと頷く。

「トイレは？　おむつ汚れてない？　替えますか」

丈治さんは首を横に振る。

「遠慮しないでね、これでも看護師の資格持ってんだから」

丈治さんはにやりと笑った。先週から訪問看護を週二回に増やしてもらったが、そろそろ夜間の吸引も必要になってくる。

丈治さんの頬はこけ、目の周りもくぼんできて目玉だけがぎょろりと残っていた。主治医は鼻腔からの経管栄養を勧めたが、香葉子さんは自信がないと受け入れなかった。このまま在宅でいいのだろうか。長期療養型病院も介護の手のかかるＡＬＳは、受け入れてくれるところが極端に少ない。そしてその費用も決して安くない。


香葉子さんから電話が入った。

「大変！　吸引器が壊れちゃった。私が洗ったら、その後、電源を入れても動かないのー」

「そこに書いてある会社名と製品番号を読んで。私から聞いてみるから。今は、吸引しなくても大丈夫なの？」

「あと二時間くらいは大丈夫かな」

本郷にある医療機器の営業所は、見ないと修理できるか分からないので持ってきてほしい、修理には一週間くらいかかるが、修理中の代替品の貸し出しはしていないと言う。香葉子さんにそのことを伝えると、もう仕事に戻らなければならないから、バイク便を頼んで職場に取りに来てもらうことにすると言う。

「でも、吸引器がないと困るわ、どうしよう」

「あと二時間ね。田辺クリニックに相談してみるけど、考えられるのは、大きな注射器にカテーテルをつけて引きながら吸う方法かな。私は今から面接があるけど早めに終わらせてクリニックに行ってくるね」

田辺クリニックに電話すると看護師さんが百ccのシリンジを二本、塚本家に届けてくれるという。届けたときの吸引もお願いした。しばらくして営業所から「フィルターに水が入っていたので、フィルターを交換したら動くようになった。今日中にお届けできます」と電話があった。家には患者一人なので、妻の職場のクリーニング店に届けてもらうようにお願いした。


数日後、訪問すると、香葉子さんと雅晴君がいた。

「あらっ、学校は夏休みなの？」

「今日はバイトもないんだって」

雅晴君はお父さんのベッドに寄りかかって座っている。

「吸引器の調子はその後どう？」

「順調に動いてるわ。あのときはどうなるかと思ったわよ。修理代は結構ですって言って予備のフィルターもくれたのよ。バイク便代だけで助かったわ」

「よかったわね」

「長野の実家からお米と味噌と野菜が送られて来たけど、ちょっと持っていかない？」

「ありがとう、残念だけどいただけないのよ。お気持ちだけね」

キッチンで立ち話をしていると、部屋からフフ、フフフと含み笑いのような声が聞こえて来た。テレビもラジオもついていない。

「あの音なーに？」

「雅晴でしょ。時々あんな声を出すのよ」

後ろ向きの頭が右に左に向いて、何か話しているようだ。

「誰かと話しているの？」

「小さい声でモゴモゴと独り言を言ってるのよ」

「ねぇ、あれ幻聴じゃない？」

「幻聴って？」

「誰もいないのに、声が聞こえたり、いるように見えたり」

「そうかもしれない。最近あんな感じで変なのよ」

「病院に連れて行った方がいいわよ」

「そうかな」

「うん、やっぱり様子がおかしいもの」

翌週、香葉子さんから電話があった。雅晴君は統合失調症と診断されて入院のベッド待ちだという。大声を出したり騒いだりすることはなく、薬を飲み始めて一日中ぼーっとしているという。今、あの家には丈治さんと雅晴君が二人でいる。どちらも目が離せない。介護者は香葉子さん一人しかいない……。

私は精神の通院医療費の助成（自立支援医療）の説明をして、主治医に意見書をお願いするよう伝えた。

二週間後、香葉子さんから電話があった。

「雅晴が、飛び降りた！」

「えっ、飛び降りたって、どこから？　けがは？」

「病院の二階から。命は大丈夫だけど腕と鼻と顎を骨折して、今、整形外科に入院してる」

「なんで飛び降りたの」

「よく分からないけど、時々宇宙船が迎えに来るとか言ってたからそれかもしれない。私、映画の話だとばっかり思ってた」

「あなたは大丈夫？　丈治さんは？」

「ショックを受けているわ。今、長男が仕事休んで旦那をみてくれてる」

私は丈治さんを緊急ショートステイに入院させることを提案した。東京都の在宅難病患者一時入院事業は、介護者のレスパイト（一時休養）目的で、ベッドが空いていれば最長一か月、都が契約した病院で過ごすことができる。費用は医療保険適用で収入に応じた助成があり、ほとんどかからないはずだ。私は病院リストから近いところを二か所選んで空き状況を調べた。そして申請理由に「次男が緊急入院し、介護を要するため」と記入して、急いで都の難病対策課にＦＡＸした。幸い夏休みの時期を過ぎていたため、来週から三週間受け入れ可と回答の電話があった。

ショートステイが決まってから、丈治さんは微熱が続いていた。

九月に入って香葉子さんから「無事、移送業者の寝台車で入院しました」と伝言が入っていた。雅晴君のこともあり、もう家に戻るのは無理そうである。急いで次の入院先を探さねばならない。主治医に情報提供書を作成してもらい、神経難病を受け入れてくれそうな病院のケースワーカーにＦＡＸした。

香葉子さんから「次の予約の人がキャンセルしたのでショートステイが一週間延長になった」と電話があった。雅晴君は二度目の手術を受けたという。

私はショートステイ先の病院に病状を聞きに行った。

ナースステーションの隣の病室をのぞくと、丈治さんは驚いたように目を大きく見開いた後、目を細めた。氷枕をし、腕に点滴をされて、鼻腔から出た栄養チューブが頬に張り付いていた。ベッドの足元には尿バッグがぶら下がっている。

「こんにちは。お加減はいかがですか」

瞬きをして答えようとしている。

「雅晴君のこと、聞きましたよ」

眉をひそめる。

するとと医師が三人入ってきて、今から肺胞の吸引をするので廊下で待っていてほしいと言われた。細いカテーテルで吸引をし始めると、丈治さんの足先が突っ張って、けいれんをしたように震えた。何度も何度も繰り返している。

私は、病院を出て近くの文房具店でＡ３のクリアケースと油性ペンを買い、ナースステーションで定規を借りて、あいうえお表を作った。病室に戻ると医師たちはもういなくなっていて、丈治さんは涙目で疲れた表情をしている。

「これを使ってお話ししましょう。私が『あ・か・さ・た・な』と横にさすので言いたい言葉の行になったら瞬きしてください。今度はその行を縦に、『た・ち・つ・て・と』とさすので、また瞬きしてくださいね。やってみましょう。今言いたいことはなあに？」

クリアケースの文字を丈治さんに見せながら私は裏からゆっくりと指でなぞった。あ・か・

さ・た・な・は……丈治さんの視線もついてきて、目をつぶった。

「『は』ね」

また目をつぶってイエスのサインを出している。

「じゃあ、次は縦に行きますよ。は・ひ……」

すぐに目をつぶった。

「『は』？　『は』でいいの？」

また目をつぶる。

「最初の文字は『は』ね」

目をつぶる。もどかしいが、一字、一字たどって拾っていく。

《は・な・か・か・ゆ・い》

花、かかゆい？　鼻か…かゆい？　痒い！

鼻が痒いと言いたかったのだ。私は「ここ？」と聞きながら鼻の表面を掻くと、丈治さんはうれしそうな目をした。

「濁点や促音も必要ね」

私は「がぎぐげご」や「ぱぴぷぺぽ」、小さな「っ」「ゅ」「ょ」などを書き加えて、帰り際に担当の看護師さんに文字盤の使い方を伝えた。忙しい看護師さんがこんなもどかしいことをやってくれるか分からないが、丈治さんの意思を伝えるにはこれしかないのだ。

長期療養型の入院先はまだ見つからない。ショートステイの期限が近づいた頃、香葉子さんから「病院から、旦那の状態が良くないので、ショートステイの後もこのまま入院に切り替えると言われた」と連絡があった。おそらくもう転院は無理になってきている。

「丈治が亡くなりました」

入院に切り替えて一週間たったときだった。急変したと連絡があって、長男と駆けつけたときにはすでに亡くなっていたという。

「葬儀も身内だけで済ませました」

「雅晴君はどうしてるの？」

「まだ入院中なの。一時外出して葬儀には出たんだけど、頬から針金が出たままで『ねえ、みんな黒いよ。どうして？　どうして黒いの？　父さんはどこ？』って聞くんです。父親が死んだことも分からないみたいで……」

「そうだったの。おつらかったでしょう。少し落ち着いた頃にお参りをさせてもらいに行ってもいいかしら」

「どうぞ来てください」

数週間後、私は白い百合の花を一輪持って訪問した。整理ダンスの上に白い袋に包まれたお骨とお位牌、そして少年野球チームの集合写真が飾ってある。

「写真がなくてね。これは雅晴の少年野球のコーチをしてたときの。雅晴もパパが大好きだったのよ」

写真には、第○回東京都少年野球大会準優勝と書いてあった。

第四話

月と太陽

——高齢者虐待そして児童虐待——

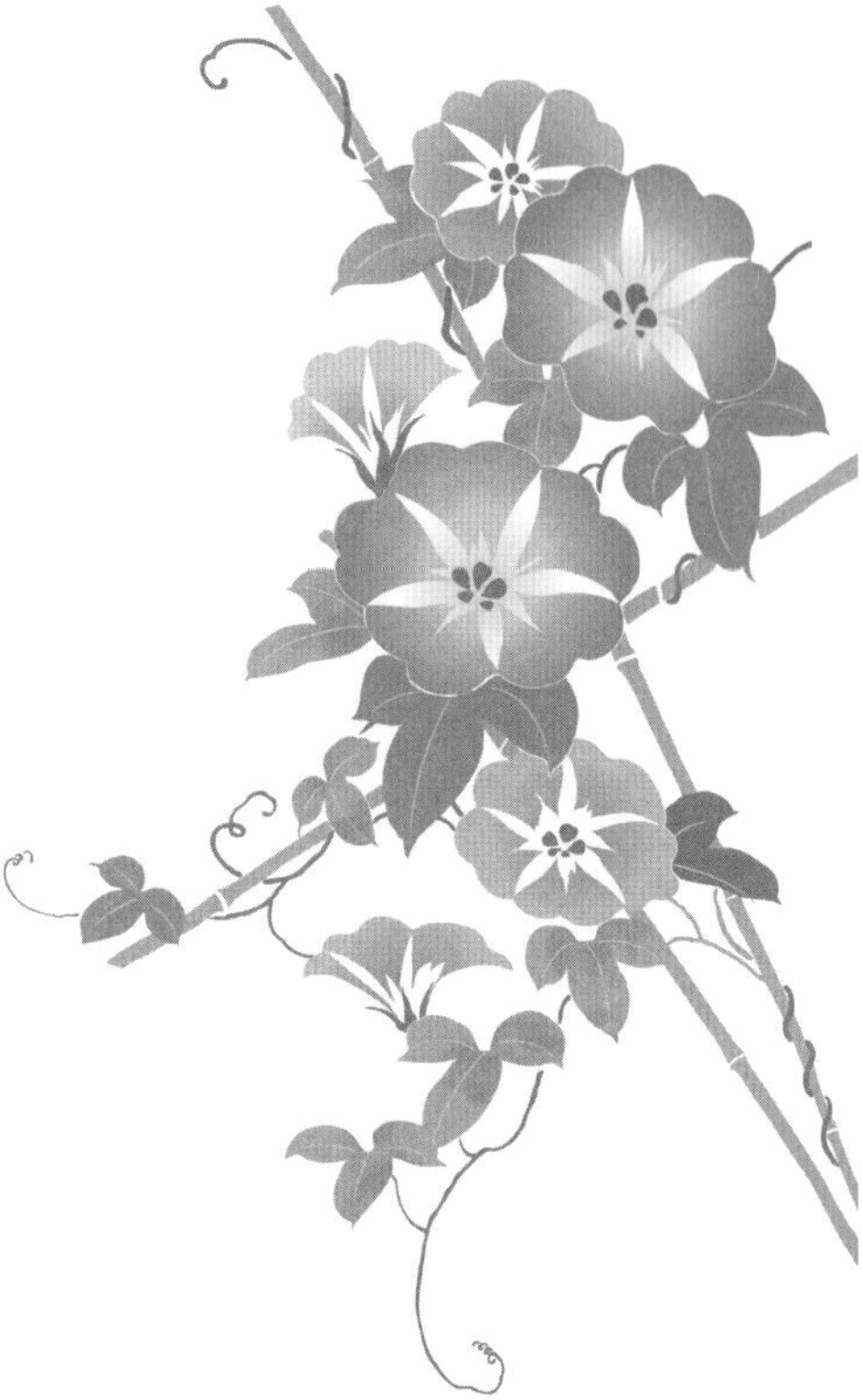

御用納めまであと二日、溜まってしまった相談記録を片づけて、気持ちのいい新年を迎えたいなどと考えながら、書棚に向かっていると、「大田さーん、高齢者福祉課から電話でーす」と呼び戻されてしまった。

「ねえ、ねえ、昨日、柴田さんの娘が国民健康保険課に現れたのよ」

電話は四月に保健センターから高齢者福祉課に異動した佐々木保健師からであった。

「柴田さんの娘って、あの行方不明になっていた信代さん?」

「そうなの、窓口で騒いで、うちの係長も呼ばれて大変だったみたい。それがなんと、驚かないでね、大きなお腹で、もう生まれそうなんだって」

「えーっ、妊娠? で、何をそんなに騒いでたの?」

「体調が悪くて、健康保険証の再発行に来たんだって。そしたら同じ世帯の母親が生活保護になっているから国民健康保険課が信代さんに事情を聞いたら、『私は知らない! 誰がそんなこと勝手にやったのよ! いいから早く保険証を出しなさいよ!』ってすごい剣幕で怒ってたみたい」

「それでどうなったの」

「『うちは生活保護なんか受けません。母は私が看るから、早く保険証を出して』って言い張って、生活保護の辞退届を書いて、保険証をもらって帰ったらしいわ。ねえ、お腹の赤ちゃんのこと、把握してる? どこかから連絡入ってない?」

◆

それは一年前のことだった。

私、大田加奈が担当している地域の民生委員の川崎さんが「ちょっと相談したいことがあるんだけど」と保健センターに現れた。六十歳過ぎの川崎さんは、元町会長の奥さんで、ひとり暮らしのおばあさんの家に出入りする不審者を追い払ったり、ボヤを出したおじいさんの見守りなど面倒見がよく、町の人からも信頼されていた。

「昨日の夜、柴田さんのおばあさんが、路地で新聞にくるまっているって隣の人が知らせてきたのよ。それで行ってみたら、寒い中、本当に新聞を着て『信代が帰ってこない』って震えていたの。ご主人はとうに亡くなっていて娘さんと二人暮らしなんだけど、家は鍵がかかっていて入れないし、仕方ないから隣の家で娘さんの帰りを待つことにしてもらったの。隣の人は、三日くらい前から夜になっても電気が点いてなくて、どうしたのかなって心配していたんだって」

柴田フミさんは、隣人に向かって「ご親切にどうも。あなたはどちら様ですか」と聞き、「隣の松山ですよ」と答えると「ああ、お隣の……。お隣の方は良い方なんですよ。で、あなたはどちら様ですか」と同じ話を繰り返した。フミさんの話をつなぎ合わせると、娘を捜しに出て帰れなくなり、少し離れた大きな公園で路上生活者に炊き出しのご飯を分けてもらい、青いテントで寝て、家まで送ってきてもらったらしい。

松山さんはその晩遅くに明かりが点いたのを見つけて、フミさんを送って行ったが、娘は素っ気なく母親を家に入れて「どうも」とドアを閉めたという。

「柴田さんは認知症みたいなの。娘さんも困っているんじゃないかしら」

川崎さんは介護の大変さをよく分かっていて娘の方を案じている。私から地域包括支援センターにも一報入れておくが、年末年始は川崎さんに見守りをお願いし、年が明けたら私と地域包括支援センターの職員で娘に、母親を受診させて介護サービスの利用を勧めることにした。


年明け早々、川崎さんから電話があった。信代さんは時々帰って来ないことがあり、そのときは玄関ドアに南京錠が掛けてある。たまたま川崎さんが信代さんと出くわしたとき、病院に連れて行くように勧めたが「お金がないから」と受診も介護サービスも要らないと話していたと報告があった。

「保健センターの精神保健相談なら無料でしょ？　私が連れて行くから、柴田さんを診てもらえないかしら？」

「認知症の見立てはできると思いますが、家族に内緒で連れてくるわけにはいかないでしょう」

「分かったわ。柴田さんと娘さん二人を連れて行けばいいのね」

二週間後の精神保健相談に、川崎さんは小柄でおどおどしたフミさんを連れてきた。信代さんは少し遅れてやってきた。

医師は長谷川式認知機能テストの質問をして、フミさんは中等度の認知症があり、入院が必要なためS病院を紹介すると説明した。すると信代さんは突然立ち上がり、両手で机をバン！と叩いて、「だから来るの嫌だったのよ！　勝手に入院なんて言わないでよ！　誰がお金を払うのよ！　この人がお金をなくすから、私が昼夜働かなきゃいけないんじゃない！やっぱり来なければよかった！」と叫び、フミさんを置いて速足で出て行ってしまった。

その後も川崎さんと地域包括支援センターの職員が信代さんに説得を続けて、フミさんは二月半ばに信代さんに付き添われてS病院に入院した。

翌月、S病院から高齢者福祉課に、入院直後から娘と連絡が取れなくなり、日常生活用品や入院費の支払いなどが滞っていると相談が入った。地域包括支援センターの職員が何度か訪問したが、玄関周りは郵便物が散乱し電気も消えたままで帰っている様子がなかったため、高齢者福祉課は娘が行方不明で介護放棄の高齢者虐待と判断して、フミさんは生活保護が開始された。

そして夏前に病院から老人保健施設に移っていた。

◆

柴田信代さんは足がむくんで強い倦怠感があり、一週間前に産婦人科に行ったところ妊娠中毒症でそのまま入院になってしまった。推定三十七週。妊婦健診は一回も受けていなかった。健康保険証や母子手帳を持っていなかったため、病院から言われて区役所に手続きに来たのだという。

国民健康保険課が、「生活保護世帯に国民健康保険証の発行はできない」と説明したところ怒り出し、生活保護の担当者と高齢者福祉課の係長が呼ばれて経緯を説明したが、信代さんは、「そっちが、勝手に生活保護にしたんでしょ！　要らないわよそんなもの！　母は私が看ます。どこにいるのよ。教えなさいよ。赤ちゃんが生まれたら母に赤ちゃんを看てもらわないと働けないでしょ！　早く保険証を出してよ！」と大声で怒鳴り、生活保護辞退の書類に乱暴な字でサインして、保険証を発行させ、それを持って帰っていったという。

そのとき、「家は汚くて子育てできないので、どこかアパートを借りたい」「お金がないから、病院には戻らないかもしれない」と話しており、居合わせた職員は、「どこかのトイレで出産して嬰児遺棄になるかもしれない」と心配して佐々木保健師に連絡させたのである。

私は信代さんが入院しているという病院に電話をして様子を聞くことにした。

「あんな妊婦さんは見たことないですよ！　病室でタバコを吸う、寝間着のまま無断外泊する、注意すると嘘を並べたてて、病棟の対応が悪い！　事務長出せ！　院長出せ！って大声で騒いで、私の方が上から怒られるし、もう大変な患者ですよ！」

看護師長は、やり場のない怒りを一気に吐き出した。

信代さんは昨日、区役所に行った後、老人保健施設に行ってフミさんと会い、病院に戻る電車の中で陣痛が始まって、帰院するとそのまま分娩となった。赤ちゃんは二千四百二十グラムの女児で、胎児仮死、努力呼吸とチアノーゼがあり、大学病院に搬送されたと教えてくれた。

よかった！　赤ちゃんは無事に生まれて保護されている。安堵の思いで、大学病院の新生児病棟にも電話をした。

赤ちゃんは、MAS（胎便吸引症候群）で呼吸管理をしており、今は落ち着いているという。私は看護師に、面会時の母親の保育態度や養育の意志の観察と退院後の住所の確認、退院後は保健師に相談するよう勧めてほしいとお願いした。そして子ども家庭支援センターに、特定妊婦が出産し、住所も定まらず、養育環境が不安定な様子であることを伝えた。


フミさん、信代さん、赤ちゃんはそれぞれの所で年を越すことになった。

年が明け、大学病院の看護師から電話が来た。

「児は酸素も外れ経過は良好。母親はほぼ毎日面会にきていて、父親は外で待っています。母親はチェーンスモーカーのため母乳はやめていますが、不慣れな様子で退院指導を受けています。『家は改装中のため、同じ町内にアパートを借りた』と話しており、退院は一月半ばの予定です」と教えてくれた。
後日、大学病院から送られてきた退院連絡のサマリー（要約）には、赤ちゃんの経過とともに次のように書かれていた。

母　柴田信代　三十九歳　未婚、初産。
父　安藤卓也　二十七歳　離婚歴あり、無職。
【残された問題】　親子間の愛着行動のリスク
◎NICU（新生児集中治療室）
「可愛い」の発言はあるも、自らのタッチングはみられない。抱っこ、おむつ交換は看護師に促されてこわごわ行い、お風呂は入れられないと言う。「多分あたし一人で育てることになると思う。母も認知症で施設に入っているし」との発言あり。
◎GCU（回復治療室）
母親は父親と共に沐浴指導を受ける。父親は「こいつ目が離れてぶさいくだな、三歳ぐらいになったら整形すればいいか」との発言あり。出産を迷っているうちに生まれてしまい、養育の準備ができていない。しかし、日々児と接しているうちに愛着が深まってきたようで、母親は育児不安は多いが、父親のサポートを受けている。近日入籍予定。退院後の育児・生活へのフォローをお願いしたい。

私は、新生児訪問の約束をするため、信代さんに電話をした。

信代さんは「よく泣く。鼻づまりで近くの小児科に行ったが良くならない。ダンナが働かないのでお金がない」と訴え、アパートの住所を教えてくれた。


初回訪問は、経験を重ねてもやはり緊張する。

鉛筆のように細いビルは、一階が動物病院で二、三階がアパートになっていた。私はドアの前に立ち、深呼吸をしてインターホンを押した。

少し間があってドアが開くと、強烈なタバコの臭いとともに信代さんが飛び出してきて「保健師さん、携帯電話持ってます？　ダンナが行方不明なんです！　私が電話しても着信拒否で……。三日前に友達から入院費のお金を借りて、そのまま帰ってこないんです！」と早口でまくしたてた。夫から聞いていた友人の電話番号も嘘だったという。信代さんはパサついた黄色い長い髪を手ぐしでかき上げ、黒いトレーナーと体に張り付いたようなレザーパンツで、とても産後とは思えない細さだった。

ワンルームの部屋はバスとトイレ、小さなシンクにＩＨコンロが一つ、下に冷蔵庫が作り付けられている。壁際にふとんが一つ敷いてあり赤ちゃんが寝ていた。ミルクの缶やレトルト食品、わずかな食器を納めた三段ボックス、衣類がはみ出した段ボールが二個、ミニこたつ、それがすべての家財道具だった。

聞けば、一年前にホスト仲間と開いたお店が失敗し、しばらく東京を離れるという男と知り合った。それが安藤だった。中古のイタリア車を購入し、海岸沿いに移動しながら大型犬と一緒に車上生活をしていた。車代や生活費はすべて信代さんが事務をして貯めていたお金で払っていたが、お金が底をついたのと妊娠したため、東京に戻ってきたのだという。今、犬は車の中にいて、駐車料金が大変なんだと話した。

「琉月」と書いてルナと名付けられた女の子は、タバコの臭いを髪や服に染み込ませ、涙が乾いてかさかさの顔だった。

「お風呂はダンナが入れてたの。あたしはできないから」

首や手のひらは、小麦粉ねんどを塗ったように垢がたまっていた。

「よく泣く。よく吐く。指が開かない」と信代さんの訴えを聞きながら、私はシンクで洗面器にお湯を張り、細い手足や小さな体をていねいに洗って、バネ秤で吊り上げて体重を量った。三千七百十グラム、退院後の一日増加量四十八グラムで順調に増えていると伝えると、信代さんはゆるくほほ笑んだ。

「はずかしいけど」と差し出した肌着は、縫い目がほつれて穴が開いていた。衣類やミルクは友人がカンパしてくれたという。ミルクは百～百二十ミリリットルを一日八回よく飲んでいた。

通帳の残高は千円。このアパートはダンナが見つけ、家賃は三月末までタダでよいと口約束している。実家は床が腐っていて、改修にいくらかかるか分からないため、手をつけられないでいるという。

私は、生活保護や母子生活支援施設、乳児院の説明をし、福祉事務所に一緒に相談に行く約束をした。

次の日、福祉事務所に信代さんはルナちゃんを抱いて現れた。ここは一か月前、信代さんが「生活保護は結構です！ 母の面倒は私がみます！」と啖呵を切って辞退届を書いた窓口である。私たちは、小さく仕切った相談室に通された。

定年間近に見える男性職員は、今までの仕事や収入、預貯金、保険、借金、経済的に支援してくれそうな親族はいないかなど細かく聞いた。ルナちゃんは抱っこベルトで母の胸に抱かれて静かに寝ている。信代さんは、ダンナが働かないこと、四日前から連絡が取れないこと、貯金はこの一年間で使い果たしてしまったことなどを訴えた。しかしフミさんに年金収入がある話になると「だから来たくなかったのよ！」と突然に大声を上げ、「もうイヤ！ 帰る！」と椅子から立ち上がった。ルナちゃんが泣き出した。私は「お腹がすいたのかな？ ミルクある？」と話題をそらしルナちゃんにミルクを飲ませた。その間に交代した女性相談員は、赤ちゃんを一時的に乳児院に預けて母が働き、生活を立て直してから迎えに行くか、生活保護を受け、母子生活支援施設の申し込みをして保育園と仕事を探すことなどを提案した。信代さんは斜に構えて聞いていたが、イライラは収まらず、「もう結構です！　帰ります！」とおむつの入った紙袋を引ったくって立ち上がり、部屋を出ていってしまった。私は慌てて後を追いかけた。

「役所なんてなんの役にも立たない！」とバスの中でも気持ちが収まらず、信代さんは声高にしゃべり続けた。

「ちょっとお金を貸してくれるだけでいいのよ。子どもって三歳までは親元で育てた方がいいって友達が言ってたもん。乳児院になんかに預けないわよ。それに母子生活支援施設に入ったら、ダンナが帰ってきたとき分からなくなるじゃない！　何考えてんだろ、ばっかみたい！」

私は「自分の無計画さを棚に上げて」と心の中で突っ込みつつ黙って聞いていた。生活費は底をついているはずなのに福祉に頼らないのは、まだなにか当てがあるのかもしれないと感じていた。

保健センターに戻って福祉事務所に電話をかけた。生活保護相談係長は「詳細は話せないが」と前置きしつつ、フミさんの生活保護のときに財産も調べていて、フミさん名義の家の他に他県にアパートがあるが、家賃収入はそのローンに充てられている。認知症だったため、死後財産処分で返還してもらうこととし、入院・入所を優先して生活保護を決定した。年金の管理は保護廃止と同時に終了し、信代さんに今までの保護費の返還請求をしているが、まだ返納されていないと教えてくれた。そして信代さんがフミさんの年金を使い込んでいるのではないかと推測していた。

信代さんの携帯電話がつながらなくなった。家庭訪問すると、先週、一か月健診を受けてきたと言う。ルナちゃんの体重は四千百グラムになり、顔や手足は少しふっくらとしてきた。指が開きにくいのでマッサージの方法を教えてもらって、六か月後の整形外科の予約をしてきた。診察代は払っていない。こたつの上には国民健康保険課や生活福祉課、その他の督促状の封筒が重なって見えた。ダンナは帰って来ていない。

佐々木さんから電話が入った。「老人保健施設は原則三か月なんだけど、フミさんはすでに六か月以上たってるの。入所のときに次の行き先として申し込んでいた特別養護老人ホームに空きが出たんだけど、信代さんと連絡が取れないの」という。そして、「高齢者福祉課でフミさんの処遇についてケース検討会を開くんだけど、大田さんも来てくれない？」と呼ばれた。

「高齢者虐待のため特養措置入所および区長申し立てによる成年後見人制度利用に向けて」と題し、高齢者福祉課、生活福祉課、地域包括支援センター、老人保健施設、特別養護老人ホームの職員と保健センターの私が一堂に会し、情報共有と検討が行われた。

・病名、アルツハイマー型認知症。
・入院時体にアザがあり、近所の人は娘が母親を怒鳴る声をたびたび聞いていた。娘は後に「あのまま一緒にいたら殺していたかもしれない」と発言している。
・娘は、一年以上認知症の母親を放置し、男性との生活を楽しんでおり、その生活費に母親の年金も使い込んでいた。
・娘は「自分が看る」と言ったが、母親が老人保健施設にいることを確認した後も面会もなく、施設からの連絡にも応じない。
・再三の請求にもかかわらず、入院・入所費用は一切支払われていない。
・家の中は床が腐っていて、住める状態ではないと話している。

これらの状況は、母親の人権と財産、安定した生活を侵害するものであり、虐待と判断される。母親は重度の認知症のため成年後見制度により後見人を立てる必要があるが、虐待等で親族の申し立てが適当でないと判断し、区長が申し立てを行うと決定された。

また、高齢者虐待の措置として、母親の年金は娘に搾取されないよう再度区が管理し、特別養護老人ホームに入所させて保護し、加害者の娘には入所先を知らせないことが決定した。

信代さんが年金を使うことができなくなったら、また一波乱ありそうである。それにフミさんの措置決定に私も加わっていたと知られたら、私との相談関係も切れてしまうかもしれない。私は少し不安な気持ちになった。

四月、信代さんはルナちゃんを連れて、乳児健診に来所した。信代さんは私を見つけるとうれしそうに近寄ってきて「大田さん、ダンナが帰ってきたんです」と報告した。抱かれているルナちゃんは、相変わらずタバコの臭いがしている。

三か月十五日、体重六千百三十五グラム。ミルク二百ミリリットル×四回、とよく飲んでいる。診察では「首据わり未、心雑音あり、指の動きはやや硬いが他動的には制限がない」と言われた。心臓に負担がかからないようにミルクの一回量はこれ以上増やさないことと指導され、一か月後の経過観察健診を予約した。

フミさんのことは何も触れてこない。

二週間後、信代さんはルナちゃんと一緒に育児学級に来た。広い講堂の絨毯に寝ている子どもたちを見て信代さんは「よその子は可愛いわね。うちの子可愛くないの。パパはこの子が泣くと『逆さづりの刑！』って言って片足持って逆さづりしちゃうの。パパがネ、放り投げるとこの子喜ぶんで『こいつはいじめがいがない』って言ってます。痛みに鈍くて犬に踏まれても泣かないんですよね。神経が通ってないみたい」など数々の発言をし、周りのお母さんや保健師を驚かせた。

終了後、信代さんに話を聞くと、一緒に車上生活をしていたゴールデンレトリバーのサンシャインをダンナが家に連れてきた。「前からいたサンがお兄ちゃんでルナは妹なの。サンとルナ、太陽と月でいいでしょ。次生まれたら星だよね、ルナ」と抱かれているルナちゃんを覗き込んだ。サンは体重が三十キログラムもありルナちゃんが踏まれている。床は犬の毛だらけでルナちゃんの口から毛玉が出てくると言う。ダンナは相変わらず働かず、時々パチンコで稼いだときだけお金をくれる。そのような状況でも「ルナは乳児院も保育園も入れない」と言いきった。

数日後の金曜日、信代さんが慌てた様子で電話をかけてきた。「大田さん、ルナがいなくなったんです！　私が買い物に行ってるとき、ダンナから『泣きやまないから施設に預ける』ってメールがきて、それで急いで帰ってきたら身の回りの物もなくなっててー。施設ってどこにあるんですかー」

施設に入所するには必ず児童相談所を経由するので、すぐに児童相談所に連絡するように伝え、私も児童相談所に事情を伝えた。すぐに折り返しがあった。

「母親から電話がありましたが、乳児院に預ける意思はないと言っているため、もし父親が連れてきても母親の同意がないのでそのまま返すことになります。母親には警察に保護願を出すよう勧めました」

私は何度も信代さんの留守電にメッセージを入れたが返信が来ることはなかった。土日に新聞に載るような事件にならなければいいけど……と私の心は落ち着かなかった。

月曜日の昼前に、ようやく電話がつながった。

「あの日の夜十時ごろ帰ってきましたぁ。パパがぁー、パチンコに連れて行ってぇー。ルナは車の中に置いてたけど、ちゃんとミルクはやってたみたいです」とケロリとしている。五月とはいえ、日中車の中に置き去りとは……。熱中症にならなくて良かった。信代さんのうれしそうな声も腹立たしかった。

ルナちゃんが安全に遊べて、一時預かりもしてくれる子育て支援センターを紹介し一緒に行った。保育園の園庭開放にも同行した。しかし、いずれもその後の利用はなかった。

六月も経過観察健診にはきちんと連れてきた。ルナちゃんは目やにがついてタバコと汗臭く爪は伸びて垢がたまっていた。あやすと笑うようになったが、信代さんは「家では笑わないの、この子外面がいいのよ。泣きやまないときはバナナやヨーグルトを口に突っ込むの」と話した。心雑音はASD（心房中隔欠損）を疑われたが自然閉鎖の可能性もあり経過をみていくことになった。ダンナは相変わらず、五日間、二週間といなくなっては戻ってきていた。

七月、経過観察健診に来たとき、信代さんの左目の周りに大きな青いアザができていた。

「どうしたの？　ご主人の暴力？」

ストレートに聞いてみた。

「いいえー、夜飲みに行って階段から落ちちゃったんですよ。だいぶ腫れもひいたんだけど、こんな顔じゃあ外出られなくって大変ですよぉ。ダンナは男同士のケンカはするけど私には手上げないです。ほら見て、ここもこんなよ」

薄手の長袖をたくし上げて、細く青い腕を見せた。胸に抱かれているルナちゃんは、おびえた表情で信代さんの服に爪が食い込むようにしがみついていた。

「なんだか、ルナちゃん、不安そうな顔してるけど」

「眠いからじゃないかな。パパは女も体力勝負だって空手を習わせたいんだって。結構頭ぶつけているから頭悪いと思う」

そういって覗き込んだルナちゃんはうつろな目をしている。

「この間、ダンナがスロットで二十万円儲けたんだけど、自分の服買ったり、友達におごっちゃってすぐなくなっちゃった」

お金がないのは相変わらずで、家賃も請求されて明け渡すよう言われている。電気、水道もいつ止まるか分からない。「ダンナがね。今、新聞販売店の研修に行ってて、採用が決まれば引っ越すかもしれない」と話し、「でも、あの人の話は嘘ばっかりだから、どうなるか分かんないけど」と付け加えた。

一時的に乳児院に預けて生活を立て直したらと勧めても、「来年の四月から保育園に入れて、私が昼夜働けば何とかなると思う。夜はパパに看てもらって」と同意しない。

子ども家庭支援センターで、ケース検討会が開かれた。

メンバーは児童相談所、女性相談、子ども家庭支援センターと保健センターの私である。不潔、不適切な養育、児のおびえた表情、父親の乱暴な扱いや両親が未入籍で無職という不安定な生活環境は、ネグレクトと身体的虐待にあたるのではないかという意見が交わされた。一方、母親は児を可愛がっている。離乳食の与え方はやや不適切ではあるが体重は順調に増えている。健診に連れてくる行為は養育義務を果たしているといえ、今の段階で児童虐待といえる確証はないという見方もあった。今後の方針としては、転居の可能性もあるため、早い時期に児童相談所が母親と面接をして、もう一度就労や保育園、または一時保護を勧めることになった。

七月の暑い日が続く中、私はルナちゃんの脱水やダンナさんから信代さんへの暴力が気になって、信代さんに電話したり、訪問をしたが応答がないことが続いていた。もう転居してしまったのか。それともルナちゃんだけ家に置き去りにされているのではないか。ドアの前で耳を澄ませて中の様子をうかがいながら、私の中で不安が膨らんでいた。

三度目の訪問で、ようやくドアが開かれた。「ちょっと待ってて」と言うと、信代さんは大きな犬を部屋から出して太いロープで階段の手すりにつなぎ、「大丈夫、ダンナはいないから」とタバコの臭いが充満する部屋に私を招き入れてくれた。ルナちゃんは、絨毯の上に敷き詰められた犬の毛をかき分けるようにバタフライでハイハイしている。おびえた表情はないが笑顔も見られない。少し日焼けした信代さんは冷蔵庫から紙パックのアイスコーヒーを取り出しグラスに注いで、私に勧めた。

「連絡がつかないから心配してたのよ」と言うと、「千葉に行ってたの」と言う。「十日前にね、とうとう電気が止められてクーラーも冷蔵庫もダメになっちゃって、そしたら友達が『湿疹は海に入れると治る』って言うから海に行って車で生活していたの。友達が電気代と携帯代をカンパしてくれて、それで戻ってこれたの」と説明した。

「ルナちゃんも海に入ったの？」

「うん、サンと一緒にね。泣いてたけど」

「ミルクや離乳食は？　脱水にならなかった？」

「大丈夫、飲ませてたから」

「それでね、ダンナの仕事の話はやっぱり嘘だったの。家賃の滞納は、元々口約束で契約書もないから裁判にもならないって友達に言われて居座ることにした。今心配なのは、国保料を払ってないんで健康保険と乳幼児医療証が切れること。ルナの心臓のこともあるしー。ダンナは養護施設にいたことがあって『子どもは親がいなくてもオレみたいに育つ』って言ってすぐルナを乳児院に入れたがるの。泣くと『うるさい！』って怒鳴るしデコピンしたり。だからダンナにルナを任せられないし、ダンナは働くことより自分が遊びたい人。当てにならないから子どもと自分の生活費分くらいは働きたいの。大田さん、保育園を一緒に探してもらえますか」

信代さんはようやく甘い夢から覚めて現実を見始めてきた。

ルナちゃんは八か月になった。経過観察健診で、体重八千百四十グラム、身長六十九センチ、カウプ指数十七と順調に育っており、心雑音は自然閉鎖するだろうと言われた。しかし離乳食は、「お菓子とプリン、夜は居酒屋でとうふに卵焼き、それからサワー。周りがあげると喜んでコップから飲むんです。私はあまり食べないほうで作らないんですけど、犬に鶏のささみをゆでてあげるんで、この子にもあげていいですか」と質問し、栄養士をあきれさせた。

別室で待機している児童相談所の人が面接したいと言っていると伝えると、信代さんは素直に応じて、ありのままの生活と気持ちを話した。児童福祉司の内藤さんは、「お母さんがルナちゃんを一生懸命育てようとしているのは分かるけど、経済面、住環境、時々いなくなって協力しない無職の父親、食事などの養育、お酒は飲ませちゃだめだよね。こういう不安定な生活や不適切な養育は虐待と言われてしまいます。これ以上の虐待にならないようにみんなで援助したいんです。お母さんが望めば乳児院で保護します。そうでなければ保育園に預けて働いて、生活を立て直すことをやってみませんか」と信代さんをいたわるように優しい口調で話した。

信代さんは「虐待にあたる」と言われても怒り出すこともなく、「保育園は考えているんだけど、先に仕事を探さなくちゃならないし、ルナを連れて就活もできないし－」と口をとがらせた。

内藤さんは先にルナちゃんを保育園に入れることを提案して、保育課に虐待にあたるケースとして保育園入園の特別措置をお願いした。

同じ頃、家庭裁判所から信代さんに、成年後見の調査面接の連絡が入っていた。信代さんは裁判所に「母の財産を差し押さえないでほしい」と訴えたが、二年間も母親の面倒をみてこなかった事実は彼女にとって不利であった。

十月末、やや離れた保育園の内定が決まった。信代さんは「これで栄養のあるものを食べさせてもらえる」と喜んだ。内藤さんと私は保育園に行き、「無断欠席が三日間続いたときは保健師に連絡を、アザや傷などがあって親元に返さない方が良いと判断されるときは児童相談所に連絡してほしい」とお願いした。

十一月からの慣らし保育も時間通り登園とお迎えがなされた。「ルナちゃんは、よく泣く子で慣れるのに時間がかかりましたが、食事はよく食べています。慣らし保育が終わると、お母さんは『職場が遠いから』と早朝に預けて遅くに迎えに来ています」と園長から報告が入った。

信代さんに仕事を探す様子はなく、日中何をしているかは不明だったが、ルナちゃんのことは忘れずにお迎えに来ていた。私は、ルナちゃんの日中の保育が保証されてひと安心した。

しかしそれも束の間だった。

一歳のお誕生日が過ぎたころ、ルナちゃんはよくかぜをひき、度々保育園を休むようになった。

電話をすると「母の後見人が決まって実家が差し押さえられたら、実家に住民票を置いておけなくなるし、そしたら保育園も出される。最近、ダンナの借金の取り立てが来るようになって、ここにも住んでいられない。引っ越したくてもお金もないし保証人もいないし」と沈んだ声で話した。

信代さんは、いろいろな不安が重なっていて、伝い歩きをし、こたつの上によじ登ってなんでも触りたがるルナちゃんにいらだっていた。

そしてまたダンナがいなくなった。

年が明けて保育園から、『ルナが起きない』と遅刻が多くなり、お母さんはイライラしてルナちゃんに当たっている。帰り支度のとき、叩いて泣かせてしまう」と連絡が入った。経過観察健診にも来なくなった。電話をしても出ない。しばらくすると、信代さんから保育園に「引っ越したのでしばらくお休みしますが、遠くてもまた通いたいです」と連絡が入った。

「引っ越したんだって？」

私は信代さんに電話した。

「そうなの。ダンナが戻ってきて『金出せ』って言うから、『もうない』って言ったらボコボコに殴られて、怖いから母のアパートに逃げてきたの。ダンナには内緒だから言わないでね」

「ルナちゃんは大丈夫？」

「うん、ルナは大丈夫だった」

「犬はどうしたの？」

「サンも一緒」

「千葉の保育園の申し込みとこれからの子育てについては市役所に行って、保健師に相談してね。私からも千葉の保健師に経過を伝えてもいいかしら？」

「うん、お願い」

私は千葉の保健センターに電話で概略を伝え、「支援サマリー（要約）」を書いて、以下の文を添えて送った。

〈生活基盤が弱いことや未入籍の両親の不仲、離乳食や衛生面など養育に不適切な点があり、虐待予防の観点から関わっていました。母は、金銭管理や判断力に欠ける行動が見られます。今は暴力をふるう内縁の夫から逃げ、転居して生活を立て直したいと考えています。児は、心臓の穴も自然閉鎖し、発育発達はおおむね順調です。しかし、今後も児の成長に伴い母の

養育不安は予測され、母自身も相談できる人を求めています。地域での支援をお願いいたします。〉

しばらくして千葉の保健師から電話が来た。

「柴田さんは市役所に来て、保健師に保育園の申し込みと近くの小児科や予防接種について聞いていました。しかしそのときお酒の臭いがありました。二度目に来たときは顔にアザがあり、夫に居場所が見つかって口論となり、顔を殴られて前歯が折れて頭痛があると訴えていました。児は一歳三か月、独歩なく、ほ乳瓶の中は乳酸飲料や牛乳をお湯で適当に薄めて二百ミリリットル×六回、パン、イチゴなどを食べさせています。四月からの保育園は内定しました。今後の方針は、食生活・生活環境に問題あり、虐待予防の視点からも関係機関で関わっていきます」

この親子の支援は、千葉の保健師が継続することになった。

数か月して、千葉の保健師から電話があった。

「大田さん、一応お耳に入れておきますね。柴田さんは、二人目を妊娠しています」

第五話

〃種〃

——自殺予防——

今日の午後の配置は、電話相談やアポなしの来所相談を受ける留守当番である。私、大田加奈は、自席で先週の一歳六か月健診の結果からフォローの必要な児を地区担当に配ろうと母子カードの束をめくり始めた。するとすぐに「カウンターに相談したいという人が来ています。大田さんお願いしていいですか」と事務の女性から声をかけられた。カウンターの向こうには白髪交じりの小柄な男性が立っている。

「あのー、息子が『死ぬ、死ぬ』って言うんですよ。僕はどうすればいいですか」

周りにも聞こえる大きな声だった。

「それはご心配ですね。ここでは話しにくいでしょうから、相談室にどうぞ」

「あっ、息子といっても血はつながっていないんです。養子なんですけど、特別養子縁組なんです」

相談室まで歩きながら、彼は話し続けた。

「そうなんですか。どうぞおかけください」

テーブルを挟んで椅子四つがギリギリの狭い部屋に案内した。

「もし、息子が死んだら、僕、警察に捕まりますか。親といっても血はつながっていないんですけど」

彼はもう一度血縁がないことを強調した。

相談者は、橋本学さん、息子の名前は元気君と名乗った。

「もう少し順序立ててお話ししてもらえますか」

「子どもができなかったんで母親が養子をもらってきたんです」

「奥様が養子を迎えられたってことですか」

「そうじゃなくて、養子をもらってきたのは僕の母親です」

「あなたのお母様が、あなたと奥様にお子さんがいなかったから養子を迎えたということなんですね」

「そうです。でも、育ててないんです」

「ん？　養子を迎えて、育ててないって、どういうことですか」

「僕も病気で、奥さんもおかしくなって、子どもは施設で育ったんです」

「あなたのご病気はなんですか」

「うつと自律神経失調症と、あっ、統合失調症と言われたこともあります。僕って統合失調症ですか。それと高血圧と糖尿病もあります」

「奥様のご病気は？」

「よく分かりません。母親が離婚させたので」

「離婚されて、今はお母様と二人暮らしですか」

「いえ、母親は二年前に亡くなりました。そのときも僕、大うつになって、三か月くらい家から出られなくて大変でした。もうじき三回忌ですが、命日が近づくとまたうつになりそうで心配なんです」

「元気君のことを聞きますね。元気君はおいくつですか」

「二十歳です」

「学生さんですか。それとも働いていらっしゃるの？」

「働いてないです。僕はバスの運転手になりたかったんですけど、母親が公務員になれって言って、公務員になりました。父親は銀行員で、母親は小学校の先生でした」

「元気君はいつ頃から死にたいと言うようになったんですか」

「なんか知らないうちに家にいるようになって、先月の終わりに『お金がなくなったら死ぬしかない』って言ってて、今月も『月末に死ぬ』って言ってます」

抑揚のない話し方で、心配しているという深刻さが伝わってこない。

「元気君はお金がないのが心配なのかしら。今までに自殺を実行しようとしたことはありますか」

「分かりません。離れにいてほとんど会っていないですから」

「元気君の生活費はどうされているの」

「知りません。普通、高校を出たら働くじゃないですか、働かないんですよ。僕は高校生のときからコンビニのアルバイトをして、お小遣いは親からもらわなかったです」

「児童養護施設ではアルバイトできなかったんじゃないですか」

「そういう決まりがあるんですか」

「食事は一緒になさらないの？」

「僕の食事は配食とヘルパーさんが作ってくれます。僕は障害年金で、ヘルパーさんも障害者ヘルパーです」

「元気君の分も作ってもらえないの？」

「僕のヘルパーさんですから」

「そうですか。月末までって、あと十日じゃないですか。元気君に会いに行ってもいいですか」

「来ても昼間は寝ていて、起きないと思います」

「では、夕方に伺います。寝ていたらそのとき起こしましょう」

そう言って二日後の十六時に訪問する約束をした。

「息子が死んだら、僕はどうなりますか」

「法律のことは詳しくないですけれど、保護者がお世話をしなかったために亡くなったら、保護責任者遺棄致死を問われることもあると思います」

「母親がもらった子でもですか」

「戸籍上、あなたが父親です。あなたに養育や保護の責任があると思います」

「二十歳過ぎていてもですか」

「二十歳を過ぎていてもです。何か働けない理由があるんじゃないでしょうか。元気君に聞いたことはありますか」

「話をしたことがないので分かりません。そうですか……子どもの世話は保護者がする、そういう決まりですか……」

学さんはうつむいた。

相談室を出て玄関まで見送る間も、学さんは話し続けた。

「僕ねえ、今日ここまで自転車で来たんですよ。自転車に乗ってから血糖値が下がって医者から褒められたんです。じゃあ」とうれしそうに自転車をこいでいった。


養子縁組と特別養子縁組は違う。養子縁組は元の戸籍に養子として除籍と記載されるが、特別養子縁組は、本当の親の名前は抹消されて、新しい親の実子として戸籍が作られる。血はつながっていなくても〝実子〟なのだ。そのことは児童相談所から迎え入れるときに、充分な説明がされているはずなのに……。

橋本元気君……子ども家庭支援センターの広瀬さんが話していた、あの子だ。

「ここに来てね、特別養子縁組の話を聞くと元気君どうしているかなーって思い出すのよ。私が児童センターにいたとき、よくお母さんが連れてきてたのよ。『これは元気のお宝袋』って、巾着袋をいつも持っていてね。『時々かんしゃくを起こすから、この袋から元気のお気に入りのおもちゃを出すのよ』って、お母さん、すごく元気君をかわいがっていたのよ。そのころ、お父さんはうつで休職中で、朝、幼稚園に行こうとすると、お父さんが玄関で両手を広げて通せんぼしたりして、四歳の子に焼きもちを焼いてちょっかいを出すから困るってこぼしていたわ。小学校に上がって、児童養護施設に戻ったって聞いて、あのお母さんに何があったんだろうって今でも気になっているのよ」

広瀬さんは、遠い目をして言った。

二日後の夕方、私は橋本家を訪問した。低い門扉を開けると小さな庭を囲むように平屋が二軒建っている。左側に大きな母屋、庭の向こうの正面に小さな離れがあった。

「いやー、いらっしゃる時間が分かるとこちらも予定が立つから助かりますよ」

そう言って母屋から出てきた学さんはランニングシャツにステテコ姿だった。

「息子はそっちにいますが、僕はいないほうがいいですか」

「私は初めてなので、お父さんも一緒に来てください」

「そうですか。でも汚いですよー。掃除しないんです」

庭石を踏みながら学さんがついて来る。

「元気君はいつもどこにいるんでしょう?」

「リビングで寝ていると思います。雨戸も開けないし」

玄関ドアを開けて左のドアを指さした。短い廊下の右側にもう一つ部屋がある。廊下は、チラシと綿埃が溜まっていた。

「お邪魔しまーす。元気君いますかー。こんにちはー」

恐る恐る覗くと、薄暗い十二畳くらいのリビング一面に空のペットボトルが転がっている。小さなダイニングテーブルと椅子が一脚、ジーパンがはみ出した段ボール、テレビとゲーム機。茶色に汚れた布団に、タオルケットを巻き付けた長身の背中が見えた。寒いくらいに冷房が効いている。

「元気君、こんにちはー。突然来てごめんなさいね。起きてくれる？　お父さんも一緒なんだけど」

リビングの入り口から声をかけるが、爆睡しているのか、それともこちらの様子をうかがっているのか。近づくのも少し怖い。

「元気君、起きてー、起きてくださーい」

ぴくりとも動かないがかすかに背中の上下は感じられる。本当は起きていて、突然の来訪が気に入らなかったのかもしれない。やはり予告してから来るべきだったか。

「ねっ、起きないでしょう？　だから言ったじゃないですか」

玄関で靴を履いたままの学さんはまるで他人事のように言う。

「また来ますねー。お手紙置いていきます」

寝ている背中に向かって言った。

橋本元気　様
今日は、突然に来てすみませんでした。明後日の十六時にまた来ます。お話ししたいので起きていてください。
保健センター　保健師　大田加奈

明後日、自殺予告の日まであと六日……。間に合うだろうか。

「あの部屋汚いでしょ。掃除してほしいんですよね。雨戸も閉めっぱなしで。普通、朝、開けるでしょ？　一日中、電灯と冷房を点けっぱなしで電気代が一万円超して大変なんですよ」

母屋に戻っても、学さんの話が続く。

「ああやって、働かないのはどうしたらいいんですか。僕は都立高校に行きたかったんですけれど、母親がエスカレーター式の大学付属の高校がいいって言って、そこの大学を出たんです。それで公務員がいいって言われて四回落ちましたけど公務員になりました。普通、親の言うことを聞くもんじゃないですか」

どうやら〝普通〟と言うのが学さんの口癖のようである。

「お父さんも元気君に、進路のことで何か言ったんですか」

「僕は言ってません。だって一緒にいませんでしたから」

「元気君は、大学か専門学校に行きたかったのかしら？」

「成績が悪いから卒業したら働けって言ったんです」

進路について口を出しているではないか。どうも学さんの話はつじつまが合わない。

「元気君は、何歳のときに養護施設に入ったんですか」

「小学校五年かな」

「そのとき、何があったんですか」

「奥さんが児童相談所に相談したら、児童相談所の人が精神科に入院させて、それからずっと家に戻ってこなかったんです」

「奥様も体調が悪くて育てられなかったんでしょうか。それにしても子どもを精神科に入院って何があったんでしょうね」

「僕の母親なら、知っていたかもしれないけど、死んじゃいましたからね」

何を聞いても他人事のような返事で、イライラしてくる。

「奥様とはいつ離婚されたの？」

「それがひどいんですよ。奥さん、知らない間に宗教に何百万円もつぎ込んでて、それがばれて母親が離婚させたんです」

この〝ひどい〟はお金を使った奥さんのことか、離婚させた母親を指しているのか。あなたの気持ちはどうだったの？と突っ込みを入れたくなる。進路や職業の選択も養子縁組も離婚もすべて母親の言うなりだった学さんには、元気君を養育する力がないと児童相談所が判断したのだろうか。それなら養子縁組前の面接や交流期間に分かりそうなのに。それにしても元気君が児童精神科に入院していたなんて、何か精神的な疾患があるのだろうか。会ってみなければ分からない……。

「母親が亡くなったのが十月だったでしょ。十月が近くなってきたら僕また、うつになるでしょうか」

「それは主治医に聞いてみてください」

話が止まらない学さんを振り切って、逃げるようにおいとました。

二日後、再び訪問した。学さんは「カギは開いていますからどうぞ」と言ったきり母屋から出て来なかった。離れの玄関に入って、しつこいほど声をかけると、しばらくして「はい」とかすかに低い声がした。

「大田です。少しお話しできるかしら」

「今着替えますから、そっちの和室にいてください」

手紙を読んでいてくれたのか拒否はないようだ。二人きりになるのはちょっと怖い。現れた元気君は、背が高く痩せていた。私の横を通り過ぎて何もない和室の奥の角に座って膝を抱えた。グレーのTシャツにしわくちゃな黒の半ズボン、緑色の靴下は親指とかかとに大きな穴があいている。脂ぎった髪は肩まで伸び前髪が目にかかって表情が読めない。私はすぐに逃げられるよう入り口近くに座った。

「この前は、突然来てしまって、ごめんなさいね」

「……」

「起こしたけど、気付いてた？」

「……」

足先を見るようにうつむいている。

「お父さんから、相談があって来たのよ」

「……」

「痩せているようだけど、体調はどう？」

「……」

何を聞いても反応がない。

「お父さんから少しお話を聞いたけど、元気君の気持ちを聞きたいの」

「……」

長い沈黙が続く。この大人は信用していいのかと様子をうかがっているのか。それともどうせ何を言っても無駄だと諦めているのか。こちらの寄り添いたい気持ちを伝えたいが、何を話してよいのか、元気君が答えやすい質問を探す。

「ご飯は食べてるの？」

顎がピクリと動いたように見えた。

「一日三食食べられてる？」

「一食」

つぶやくように答えた。

「一日一食では身体がもたないでしょ」

「ずっと一食」

そしてまた沈黙が続く。雨戸を閉め切った薄暗い和室はもわっとした熱気が身体にまとわりついて汗がぽたりと畳に落ちた。

「お父さんに『死にたい』って言ったんだって？　心配してたわよ」

「……もう死ぬしかないです」

かすかに聞き取れるくらいの小さな声だった。

「そうならないように、お手伝いできないかと思って来たのよ」

「……ないです」

「えっ？　何？」

「手伝ってもらうことないです」

「お金がないって聞いたけど？」

「もういいです」

「そういうわけにはいかないわ。私はあなたに生きていてほしいのよ」

「……」

「今まで大変なことがたくさんあったんでしょ」

「……」

だんまりが続く。この話は早過ぎたか。

「そうよね。初めて会った人には話しにくいわよね」

「……」

「生活費のことはお父さんに相談してみた？　あなたはこの家の長男なんだし、働けないときは生活費をもらってもいいのよ」

「……いいです」

「そんなこと言わないで、自分からお願いするのが嫌なの？」

「……」

わずかに首を傾けた。

「お父さんがくれると言うなら受け取る？」

「……」

かすかにうなずいたように見えた。

「そしたら、お弁当と飲み物二食分として、一日千五百円くらいでどうかしら。私からお父さんに話してみてもいい？」

「千円でいい」

「それじゃ足りないでしょ。食べないと元気出ないよ」

「一食だから」

「本当に千円でいいの？」

「……」

さっきよりは分かるようにうなずいた。

「じゃあ、私からお父さんに話してみるね。待ってて」

母屋に戻って学さんに、一日千円の援助をしてあげてほしいと話すと
「どうやって渡せばいいですか。毎日はちょっとー」

「お金は大丈夫なんですか」

「はい、母親がアパートを残してくれたんで、税理士に言えば出してくれます」

障害年金と言っていたが、お金がないわけではなさそうだ。

「では、封筒に一万円を入れて、一日、十一日、二十一日と一のつく日に郵便受けに入れておくのはどうかしら」

「封筒はやっぱり白ですか、それとも茶色ですか」

「どちらでもいいですよ。八月一日からスタート。そうそう三十一日がある月はもう千円足してくださいね」

「んー、それはちょっとできないなー。月三万円でー」

学さんの返答から、発達障がいが感じられる。元気君がこのお父さんと付き合っていくのは相当にしんどいことが予測される。

離れに戻って、支援の約束ができたことを伝えた。

「それとー、お父さんはコミュニケーションが上手じゃないことは分かってる?」

「前に本人が発達障がいがあるって話してました」

「そう、お父さんも分かっているのね。発達障がいは、相手の立場になって考えたり、気持ちを察することが苦手なの。決まったルーティンのことはできるけれど、応用や裁量を求められたり、いつもと違う変化に弱いという特徴があるの。お父さんに何か伝えたいことがあるときは簡潔なメモにして渡すと伝わりやすいわ。もしネットが使えたら発達障がいを調べてみて。お父さんは変わらないから、あなたがお父さんの特徴を理解して付き合うと、少しは楽になると思うわ。分かった?」

元気君はしっかりとうなずいた。

「来週また来ます。それまでに部屋のペットボトルを片付けることと髪を切ることが宿題ね。

いい？　死なないでよ」

「多分……」

私は最後に念を押しておいとました。


三度目の訪問は八月二日、午後三時。離れのインターホンを押した。大きなチャイム音が外まで聞こえるがなかなか出てこない。まだ寝ているのか。まさか実行した？　五回、六回……学さんと何かもめて、今日は会わないつもりなのか。七回、八回……諦めかけたとき、ようやくドアがゆっくり開いた。寝ぼけ顔の元気君は五分刈りの頭になっていた。

「どうしたのその髪、床屋さんに行ったの？」

「自分で切りました」

靴を脱いで埃の積もった廊下を歩く。

「自分で切ったの、上手ね。そうそう、お父さん、お金入れといてくれた？」

「はい」

「それで食べているの？」

昨日、夜中にコンビニに行ったと言う。

「お料理はしないの？」

「ガス止められていてつかないし、冷蔵庫もないんで」

「えっ、この暑いのに、冷蔵庫がないの？」

「はい。だからアイスクリームと弁当を買ってくると、すぐにアイスの方を食べちゃう」

そう言われると、初日に覗いたキッチンは冷蔵庫や電子レンジも食器棚もなく、床に大きなゴミ袋が二つあるだけだった。

この暑さの中、食中毒が心配になる。お風呂もあるのに使えず、水のシャワーで身体を洗っているという。

「お部屋のお片付けは？」

「それはまだ……」

「じゃあ、今日、一緒にやりましょう。ゴミの分別や収集日とか集積所は分かってる？」

「いいえ」

「今までどうしてたの？」

「コンビニに出してました」

足元でカラカラと音を立ててまとわりつくペットボトルを拾い上げてはゴミ袋に入れながら、今までの生活について聞いた。


小学校の頃、二度入院していた。一度目は二年生のとき約一年、二度目は四年生の二学期から五年生の終わりまでだった。病院は奇声を上げて走り回る子や椅子に身体を縛りつけられた子が壁に頭をガンガン打ち付けていたりして怖かったけど少しすれば慣れた。退院のとき、ようやく家に戻れると思ったら、児童相談所の人が迎えに来て、車で遠いところに連れて行かれて、「今日からここに住むんだよ」と言われた。ちょうど六年が始まるときだった。

中学になって部活はサッカー部に入った。三年生と二年生がけんかしていて「やめたい」って言ったら、施設の人が「ボールもシューズも、みんなの税金で買ってもらったんだぞ。やめられるか」とやめさせてもらえなかった。夏休みに帰省したとき、お母さんがいなくて、一年前に離婚していたことを知った。それでもテレビゲームができるから帰ってくるのはうれしかった。施設ではできないから。高校では道具が一番安い卓球部に入った。これははまって二年のとき、ダブルスで県大会の三位になった。三年生になって、みんなと大学どうするって話をしていて、自分も行くつもりだったけど、三者面談にお父さんが来て「卒業したら就職させます」と先生に言ったので（そうか、僕は大学には行かれないんだ）と思ったら、そこから成績はガタガタだった。

就職して自宅から通うつもりだったけど、お父さんに「住み込みだ」って言われて寮に入った。運送会社で食品をトラックに積み込んで店舗に配達する仕事だった。免許は高三のときに取っていたから。遠いコースは朝八時出発で、それまでに積み込みを終わらせなきゃいけないから早番は六時出勤だった。夜中までテレビゲームをやっていて遅刻すると、罰で他の人の分もさせられるから、だんだん朝四時とか三時とか、寝ないで出勤したりして。施設出と分かってこき使うブラックな会社だった。一年でクビになって、家には帰れないし寮の友達の部屋に隠れて住んで、カラオケ店にバイトに行った。そこはよくしてもらったけど、やっぱり遅刻して辞めた。今は友達に二十三万円の借金。それと携帯代の督促が八万円。携帯は使えなくなった。結局友達のところも追い出されて、鍵がかかっていなかったから、ここに入った。お父さんとは口をきかないし、向こうも何も聞いてこない。時々コンビニに行ってパンとか食べていたけど、お金がなくなってきて、水を飲んでいた――。

初めのうちは、「それでどうしたの？」と相槌を入れていたが、後半は元気君のひとり語りになっていた。私は手を止めて聞き入り、周りが陰圧になって全身を締め付けられるような息苦しさに見舞われた。

「ねえ、お母さんに会いに行こうとは思わなかったの？　大きくなったあなたを見たら喜ぶと思うけど。お父さんに住所聞いてみる？」

「母には、やんちゃを言って迷惑かけましたからね。会えないですよ」

元気君は寂しそうに首を振った。

三週間後、学さんから電話があった。

「あのー、僕、二十一日は検査で入院していたんです。そういうときはお金は渡さなくていいですか」

「今日は二十三日ですけど、渡してないんですか」

「はい、僕はいなかったので」

「それじゃ、元気君はご飯を食べられなかったでしょう」

「今から渡したほうがいいですか。それとも過ぎちゃったので、もう渡さなくていいですか」

「今からすぐに、遅くなってごめんねとメモを書いて郵便受けに入れてあげてください」

「そうですかー。あげなきゃダメですかー。分かりましたー」

学さんは、感情のない返事をした。


九月に入って、生活の様子をうかがいに元気君を訪問した。

「大田さん、やっぱり一日千円では足りないです」

「そうよね。一食じゃ足りないでしょ。トイレットペーパーなどの日用品も必要よね。お父さんに値上げを交渉してみようか」

「あのー、もう一つお父さんに言ってほしいことがあるんです」

「なあに」

「お札に字を書くのをやめてほしいんですけど」

「えっ？　お札に字が書いてあるの？」

「はい。使いにくいんです」

母屋に行って学さんに話すと

「それじゃあ、十月から月六万円でいいですか」といきなり倍額を提示してきた。

「いいんですか？」

「はい、税理士に言うだけですから」

「それと、お札に字を書くのをやめてほしいんですって。字を書くの？」

「はい、赤い油性ペンで。そしたら必ず見るじゃないですか」

「お父さん、お札に字を書くのは器物損壊になりますよ。裏が白いチラシとか別の紙に書いてください。一緒に入れておけば読みますよ」

「そうですか。チラシの裏ですね。今度からそうします」

具体的に言えば分かるが、言われなければ気づかない、発達障がい特有の症状だ。

私は母屋の冷蔵庫と電子レンジを使わせてあげてほしいと話したが自分のペースがあるのでいやだと断られ、代わりにリサイクルショップで買うお金を出してもらった。昼間は外に出ないと言う元気君に「自分で選んだ方がいいでしょ。お父さんからお金をもらったから行くわよ、支度して」と半ば強引に、曇り空の外に連れ出した。冷凍冷蔵庫と電子レンジで冷凍食品が使えればレパートリーも増えて外食より安く食べられる。スーパーで、パックご飯やレトルトカレーを買い、百円ショップで茶碗やお皿、スプーンもそろえた。真剣な表情で品定めをしている元気君の横顔を見ながら、一人でよく耐えてきたね、今、あなたに必要なのは、傷ついた心を休めること、そしてゆっくりでいいから生活力を養うこと、生きて、生き続けて――私は念を送るみたいに、心の中でつぶやいた。

「月六万円もらっても、食費は一日千五百円、月に四万五千円まで、五千円は日用品と予備費、残りの一万円は貯めて、お友達の借金を返しなさい。ゲームに課金なんてしちゃだめよ」

まるで母親のような口調になって言ったが、元気君は嫌な顔もせず、「そうですね」と素直に返事した。

数週間後、学さんに電話をすると、

「時々、庭の方からカレーのいい匂いがするんです」と報告してきた。

「お金は、ちゃんと渡してますか。遅れたりしてないですか」

「はい、字も書いてません」

母親の命日にお墓参りに行ってきたが、うつにはならなかったとうれしそうに話した。

「どう、お金貯まってる？」

年の暮れに訪問して聞くと、硬い髪がツンと伸びた元気君は

「三か月で三万円、ちゃんと貯まっています」と答えた。

「順調ね。ねえ、もう一つ聞きたいんだけど、あなたは、思いやりもあって気遣いもできる

のに、どうして小さい頃、精神科に入院してたの？」

「それはー、二年生のとき、お父さんが、猫のひげを切るとネズミを捕らなくなるとか、ウサギにネギを食べさせるとお腹を壊すとか教えてくれて、それを学校で話したんだ。そのあとに学校のウサギが死んで、僕がやったみたいになって、病院に連れて行かれてー。三年生は普通に学校に通えたんだけど、四年生になって、お父さんが『鉛筆は自分でナイフで削るんだぞ。お父さんもおばあちゃんに教わったんだ』って言って、肥後守《ひごのかみ》っていう折りたたみのナイフをくれたんだ。それを学校に持って行ったら、また児童相談所の人が来て病院に連れて行かれたんだ」

二度ともお父さんの仕業……お母さんの子育ての悩み……そして児童相談所の判断……。

〝寄ってたかって僕の人生を、めちゃくちゃにして！〟と怒っていいのよ。と言ってやりたくなるが、言葉をのみ込んだ。

「この前、お父さんが、夜『ちょっとこないか』って声かけてきて、母屋で一緒にビールを飲みました」

「二人で飲んだの？　そのときどんな話をした？」

「お父さんが自分の話をしてました。二時間くらい」

「二時間もじっと聞いてたの？」

「はい」

「あなたにひとつお願いがあるの。これからお父さんも齢をとってきて、入院や手術をするときは、あなたが保証人になってあげてね。あなたが唯一の家族なんだから」

「分かっています」

「欲を言えば、また時期が来たらお仕事するのも考えてみて」

「もう、傷つきたくないんです」

「そうね、ゆっくりでいいと思うけど、ゲームもほどほどにね」

「このゲームの新しいバージョンが出なくなって配信が終了したら、そのときやめます。もう他のゲームをやることはないと思います」


「保健師の仕事は〝予防〟よ」

先輩の言葉を思い出す。

「困難な事例に出会ったときにね、どこかで予防できなかったか考えるのよ。既存のシステムになければそれを作る。点と点をつないで線にする、線をつないで面にしていく。それが保健師が行政にいる意義なんだから。困難事例はその〝種〟なのよ」

元気君の死にたくなるほどの傷つきを、どこかで防ぐことはできなかったのか。

幼少時のお母さんの気持ちを想像してみる。気持ちの通じ合えない夫、試し行動で癇癪を起こす息子、絶対的支配の姑。お母さんはいい母親になろうと、もがいてももがいても報われず、自信をなくし自分を責め、体調を崩し、宗教に救いを求めた。精神科に連れて行かれる息子に「いいお母さんになれなくてごめんね」と謝ったのではないか。そして疲れ果てて言われるがまま、家族を諦めた。

お母さんがまっすぐに元気君を愛せるような支援は何か。夫との関係や子育ての困難さを吐露できる人や場があったら、もう少し楽になれたのかもしれない。

次の精神保健講演会のテーマに「発達障がいを理解する」はどうだろう。障がい特性を理解して付き合うことができたなら、いい意味での諦めや距離が持てたのかもしれない。講演会の後に「うちの旦那のトリセツを作る」なんていう家族グループができたら、同じ悩みを語り合うピアカウンセリンググループに発展するかもしれない。

また一つ〝種〟をもらった。

第六話

学籍がない

――パーソナリティ障がいと不登校――

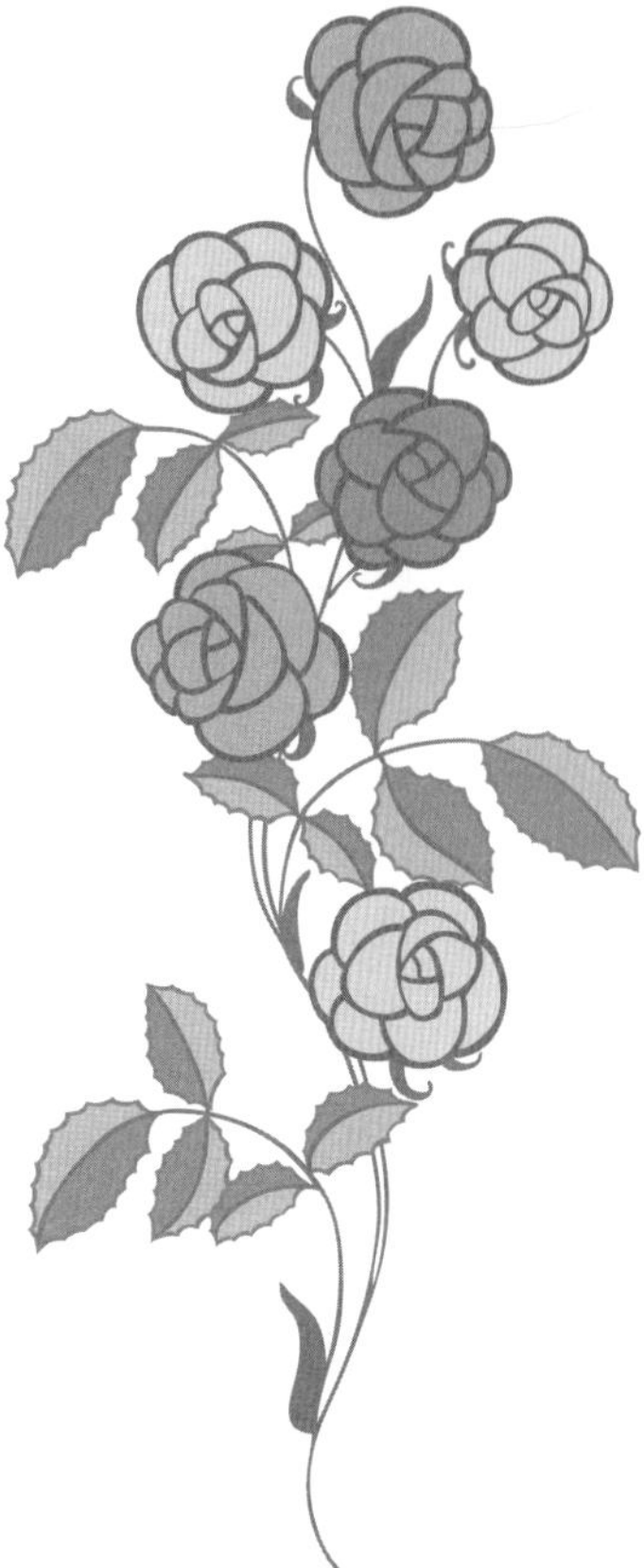

私、大田加奈は春の人事異動で保健センターから子ども家庭支援センターに異動してきた。子ども家庭支援センターは東京都の児童相談所と協働して、地域で子育てに悩む親子の相談や支援を行い、児童虐待にならないよう予防したり再発しないよう支援する部署である。

そうは言っても、具体的に何をするのかはまだよく分かっていないまま、今日は先輩に連れられて区役所の関係機関に挨拶回りに来ている。教育委員会に行くと、若い池田教育指導主事から声をかけられた。

「ちょうどよかった。実は学籍が決まらない中学生がいて困っていたので、相談したかったんですよ」

義務教育の中学で学籍がないなんてことがあるの？　そのシステムも分かっていない私は、不思議に思った。

その生徒は金子美緒ちゃんと言い、昨年の秋、秋田から転校してきた母子家庭のお子さんだった。美緒ちゃんは小学校に馴染めなかったようで遅刻や欠席が続いていた。中学校は学校選択制なので保護者が選ばなくてはならない。美緒ちゃんの住む学区からするとA中学なのだが、十二月に母親が担任に「うちの子はA中学には行かせない。隣のB中学に行かせる」と電話してきたきり、学校選択の用紙を出さず制服の申し込みもしなかった。その上美緒ちゃんは、今年の二月は半分、三月は全く登校してこなくて卒業式も欠席だったため、中学校入学の手続きができず学籍が作れないというのだ。

小学校に荷物も卒業証書も残ったままなので、担任が母親に取りに来るよう何度も電話をしたが出ないため、担任と副校長が家に届けに行った。ところがインターホンを押しただけで、「何しに来たー。来るなっ！　帰れ、帰れ、帰れーっ！」とドアの向こうで母親が叫んでいて出てこない。今度はA中学の副校長が、卒業生から調達したリサイクルの制服を持って訪ねたが、居留守なのか本当に留守だったのか全く反応がなく、やはり会えないまま四月になってしまった。

「今、学事係長がお母さんにアプローチしているんですけど、これがなかなか難しいようで」

秋田……美緒ちゃん？　遠い記憶にその名前を聞いたことがあるような……。そうだ、あれは私が初めて「パーソナリティ障がい」という言葉を知った、あの夜の事例検討会……。

◆

十数年前、地域で開業している精神科医の発案で、保健師の有志たちは、隔月一回、仕事を終えた夜に自主的な事例検討会を開いていた。第三木曜に開かれるため、会の名前は「三木（さんもく）会」と付けた。

対応が困難な事例の多くは精神疾患が絡んでいることが多く、精神科医の本橋先生が手弁当で助言者として参加してくれるのがありがたかった。

そのときの事例提供者は、保健師歴十年目の白井保健師で、テーマは「産後うつで養育ができない母親への支援」だった。

母親の星野京子さんには、五歳の長女美玖ちゃん、三歳の長男智史くん、そして生まれたばかりの次女美緒ちゃんがいた。長女だけが前夫の子で、長男と次女は今の夫、星野良樹さんの子だった。良樹さんはノンフィクション作家で、取材と言ってはほとんど家に帰ってこなかった。生活費は京子さんの実家からもらっている。

京子さんは、若いときからリストカットを繰り返していて、精神科の受診歴があった。今回のお産の後は、重いうつでマンションの奥の暗い部屋で布団を被ったまま起きられなかった。秋田から実母が手伝いにきたが、元々折り合いが悪く、言い争いになって二週間で帰ってしまった。それからは美玖ちゃんが保育園を休んで、まだ首の据わっていない美緒ちゃんを抱いてミルクを飲ませおむつを替えたり、智史くんが「おしっこー」と言えば、トイレに連れて行ったりしていた。その上母親の指示で食料や紙おむつを買ってきて、洗濯機を回し干していた。

担当していた白井保健師が産院からの連絡で訪問し、布団を被ったままの京子さんに受診を勧めると「う・ご・け・な・いー、い・か・れ・な・いー」とだるそうに言い、赤ちゃんのお世話も「で・き・な・いー」と言う。それならヘルパーを頼んだらどうかと言うと、「他の人はい・や・だー、こ・わ・いー、白井さんやってー」と半泣きで言うため、五歳の美玖ちゃんの負担や生まれたばかりの美緒ちゃんのことを考えると、通って手伝わざるを得なかった。母親学級で使い古したベビー肌着を持って行ってやり、美玖ちゃんにミルクの作り方や飲ませ方を教え、母と子の食料を調達して届けたりしていた。

智史くんのお漏らしが畳に染みこんで鼻をつく臭いの中で、あちこちに汚れた衣服の山ができていた。美玖ちゃんと智史くんは、その上で甘いパンをむさぼっていた。

父親の良樹さんは、電話にも出ず連絡が取れなかった。白井さんは秋田の実母に電話して、もう一度来てもらえないか頼んでみたが、「雪のあるうちは行かれない。あの子は私の言うことを聞かないし、行っても喧嘩になるだけだから」と断られてしまった。

京子さんは「児童相談所には絶対に言わないでね。前に嫌な思いをしたから、二度と話したくないの」と言い、「他の人じゃダメなの。頼れる人はあなたしかいないのよ」と白井さんにささやいた。あるとき「今すぐ来て、美玖がミルクをこぼして火傷したみたい」と切羽詰まった声で電話が来た。すぐに救急車を呼びなさいと言っても「男の人は怖い。白井さんが来て、早く！」と泣き声になるので、乳児健診の担当を他のスタッフに代わってもらって駆けつけると、美玖ちゃんはケロッとしていたなんてこともあって、白井さんは一体この親子をどこまで支援すればよいのかだんだん重苦しい気持ちになってきていた。

じっと目をつぶって事例の経過を聞いていた本橋医師は「行ってやることないよ。断っていいんですよ。このお母さん、パーソナリティ障がいでしょ」と助言した。

えっ、断っていいの？　断ったら子どもたちはどうなるの？　私の頭は混乱してしまった。

今までは、相談者の健康と生活の維持に何が問題か、解決のためには何をすべきかを考え、できるだけ親身になって丁寧な対応で支援することを常に心がけてきたのに。支援をやめていいだなんて。

「でも、そうしたら子どもたちはどうなるんですか」

白井さんも他の保健師たちも驚いて口々に言った。

「うつって言っても保健師がいない土日なんかは、結局このお母さん、布団から出てきて自分でやっているんでしょ。多分大丈夫だよ。人を使い分けているよね。あなただけよとか、他には内緒でというのは、本人が意識しているかどうか分からないけど、パーソナリティ障がいの人が自分に都合のいい人を離さないための常套句だよね。中には自殺をほのめかして援助者を離れないようにコントロールする人もいるけど、まず死なないね。死ぬつもりはなかったけど万が一成功してしまうことがあるかもしれないけど、それは援助者の責任ではないから気にしないで。

パーソナリティ障がいは、『見捨てられ不安』『相手を試す』『他人を操作する』、この三つがポイントで、本人の底知れぬ寂しさや空虚感は誰も埋められないし、衝動性は誰にも止められない。医療やカウンセリングで良くなるなんて幻想は抱かないこと。医療につないでも『あの医者はヤブだ。分かってくれない』とこき下ろして中断するのが関の山ですね。こういう人には、『枠を設ける』と言いますが、こちらができること、できないことの限界を明確にしてそれ以上は無理であると説明し、特別扱いをしないこと。だってこの家の生活は、すでに破綻してるでしょ。砂漠にコップで水を運んでも解決にならないよね。往々にして福祉系の人はやってあげるのが支援と勘違いしがちだけど、できないものはできない。無理難題の要求については断っていいんですよ。保健師さんの仕事の範疇を超えているでしょ。僕だって医師の範疇を超えていたら断りますよ。それを見極めるのもプロの仕事でしょ。このケースは児童相談所の案件だよね」

「でも先生、児童相談所には絶対知らせないでねって言われていて、それでも知らせていいんですか。相談関係が壊れたりしませんか？」

年配の森村さんが質問した。

「相手から好かれる適度な距離感というのは無理と考えたほうがいいですね」

「でも、こういう人の相談が来たときはどうしたらいいんですか」

二年目の夏川さんが手を挙げて聞いた。みんなもうなずいている。

「こういう人には、職務に真面目だが、融通の利かない、ちょっと冷たい感じのとっつきにくい人と思われるぐらいの付き合い方かな」

ただ優しく望まれたことを支援するだけではプロの仕事ではない、病気の特性や症状を見極めて、どのような支援をすべきか、すべきでないかをきちんと考えて行動することがプロの仕事であると学んだ。パーソナリティ障がいという疾患の対応についての勉強不足を痛感し、「自分の仕事の限界を知っていることがプロ」と言う先生の言葉には目からうろこが落ちたような驚きと新鮮さがあった。

その後、白井さんは児童相談所に相談し（当時はまだ子ども家庭支援センターはなかった）、児童相談所からも祖母に連絡をしたが、やはり支援はできないと言われて、子どもたちの保護に踏み切った。

警察の立ち会いで、児童相談所の職員が家に訪問すると、うつで動けないはずの京子さんは「なによ、あんたたち！　勝手に入って来ないで。やめてー」と大暴れしたが、「お母さんが早く元気になって、子どもたちを迎えに来てください」と子どもたちの保護を強行した。

その翌日の夜遅く、連絡のつかなかった良樹さんが激昂して児童相談所に怒鳴り込んできた。

「子どもを返せ、この野郎！　なに勝手にやってんだ、バカヤロー！」

閉まっている門を何度も蹴り、警察官も駆けつけて中で話を聞いたが、怒りはなかなか収まらなかった。「あいつは子どもを育てられないが、オレは育てられる。離婚するつもりだ。子どもは母親には会わせないし、渡さない」と訴えて、朝になって智史くんだけを引き取って帰った。そして他区で父子二人の生活を始めた。

数か月後、保護解除になり、京子さんは二人の子どもを迎えに行ったが、美玖ちゃんは自分の意思で施設に残り、美緒ちゃんだけを連れて、児童福祉司の指導通りに秋田に帰っていった。

住民票を置いたままの美緒ちゃんは、乳児健診や一歳六か月健診、三歳児健診も未受診のまま、数年がたった。

あるとき、幼稚園の母親同士がトラブルになり、片方が脅迫を受けていると警察から児童相談所に連絡が入った。同じマンションで同じ幼稚園に通わせている家族が園をお休みした子どもの家に行事のお知らせを届けたところ、「個人情報が漏れた。届け方が悪い」と因縁を付けられ、「幼稚園と家族を訴えてやる！」としつこく言われて、その家族は警察に被害届を出した。警察も介入したが、嫌がらせの手紙や張り紙は止まらず、被害者家族は外出もできなくなって結局引っ越していった。

児童相談所から、加害者家族の健診のときの親子の様子を教えてほしいと保健センターに問い合わせがあった。母親の名前は、星野京子、園児の名は美緒ちゃんだった。そして美緒ちゃんは小学校に数か月通った後、母方の実家のある秋田に転出していった。

◆

今、中学校で学籍のない美緒ちゃんは、あの事例検討をしたときの赤ちゃんだ。美緒ちゃんが、また秋田から戻ってきている。離婚して、母の旧姓の「金子」に変わっていたため、すぐには気付かなかったが、数えてみれば美緒ちゃんは中学生になっているはずだ。

美緒ちゃんは、秋田で二回転校した後、二年前にまた東京の同じマンションに戻っていた。住民票上では小学五年の春に引っ越してきたにもかかわらず、六年の二学期から転校してきて、その間の一年半、どこの小学校にも所属していなかった。学校に通っていない子どもがここにいることを近所の誰も気付かなかったのであろうか。

その後の調べで分かったことだが、姉の美玖ちゃんは児童養護施設で十八歳を迎えようとしていた。

四月に池田教育指導主事から相談したいと言われたまま音沙汰がなかったが、夏休みに入って、教育委員会学事係の小島係長から子ども家庭支援センターに連絡が来た。学事係は学籍を作る仕事を担当している。

「僕も、金子さんからいろいろひどいことを言われたんですよ」

小島係長が金子家を訪問すると京子さんは、ドア越しに、以前児童相談所の男性の職員がずかずかと上がり込んできたのがトラウマになっていると怒鳴り、「男は来るなー！　来たら四階から飛び降りてやる！」と叫んでいて近づくことができなかった。四月、五月、六月と百回以上も電話をかけ続けても出ない。七月にようやくつながったとき、京子さんは二時間以上も一方的に話し続けた。それでも小島係長は粘り強くB中学校に一緒に面接に行くよう勧めた。

一学期が終わって今日から夏休みという日に、小島係長立ち会いのもと、B中学の校長室で京子さんと美緒ちゃんが面接を受けた。京子さんはイライラした様子で自分の体調の悪さを訴え、「私がA中学に行かせないと言ったんだから、B中学校に決まってるじゃない！

学校と教育委員会の対応が悪くてこの子が学校に入れてもらえない！」とまるで自分が被害者のような主張をした。美緒ちゃんは、何を聞かれてもうつむいたまま声を発することはなかった。面接後、桂校長は、「本人からこの中学に来たいという意思表示がなかったので受け入れない」と教育委員会に結果を伝えてきた。美緒ちゃんがずっと机の下で携帯電話をいじっていた態度も気に入らなかったようだ。

小島係長は「やっと面接までこぎつけたのに校長から入学許可が得られず、今も学籍を作れないままなんです。もう万策尽きました」と疲れた声で話した。そして私、大田が担当することになったのである。

私が電話をかけてみると、意外にも数回目で京子さんが出た。「体調が悪いのに無理して中学校まで行って面接したんですよ。親としてやるべきことはやりました。それなのに入学できないのはおかしいでしょ。もう二度とB中学には行きませんから。家に来られるのも嫌です。電話も迷惑です！」と強い口調で訴えた。美緒ちゃんに電話を代わってもらい、「お母さんは行かないと言っているので、今度は私と一緒に、もう一度B中学校に面接に行くのはどうかしら。校長先生は美緒ちゃんが『この学校に来たいです』と言ってくれるのを聞きたかったんだって」と持ちかけた。すると少し間があって小さな声で「はい」と聞こえたような気がした。

「日にちが決まったらお手紙するから、読んでね」

美緒ちゃんの返事はなく、そのまま電話は切れた。

桂校長は、今は学校が夏休みなので、二学期が始まる前々日ならと面接日を設定してくれた。

私は美緒ちゃんに「八月三十日、朝八時にマンションの一階の郵便受けの前で待ち合わせて、一緒にB中学校に行きましょうね」と手紙を書いた。


その朝、私は郵便受けの前でドキドキしながら待っていた。朝早いので起きられたかな？　モーニングコールをすればよかったかしら？　京子さんが下りてきて怒鳴られたりしないかしら？　美緒ちゃんは本当に来てくれるかしら？　エレベーターが開くたびに中学生らしき女の子を探したが、八時十分を過ぎてもそれらしい子は現れない。やはり空振りだったか……と諦めかけたとき、エレベーターの向かいの階段からピンクのスニーカーが下りてきた。少し短いデニムのスカートから細い足がまっすぐに伸びている。黄色のTシャツにポシェットを斜めにかけて、うつむきながら近づいてきた。

「おはよう。金子美緒ちゃんね？」

顔色は白く髪の長い女の子は、視線を合わせないままうなずいた。

二人で中学校に向かって熱く乾いた道路を歩きながら、私は美緒ちゃんに話しかけた。

「一人で起きられた？　それともお母さんに起こしてもらったの？」

「一人で」

「そう、一人で起きられたの。今日大田さんと一緒に学校に行くこと、お母さんは何か言ってた？　怒ってなかった？」

「大丈夫」

「小学校では誰かお友達はいたの？」

「うん」

「学校に行かなくなったのは、何か嫌なことがあったの？」

「ううん」

首を縦や横に振って答えてくれた。

「お母さん、ご飯作ってくれるの？」

「うん」

「お母さんの料理で何が一番好き？」

「卵焼き」

「今から校長先生と面接するでしょ。面接のときはね、携帯電話は電源を切ってポシェットにしまっておきましょうね。校長室のドアをノックして中から『どうぞ』って言われたらドアを開けて、一度おじぎをして『失礼します』と言ってから入るの。椅子の脇まで進んで立って、先生が『お座りください』と言ったら椅子に座るの。そして顔を上げてまっすぐ校長先生の顔を見て話すのよ。ちゃんと『この学校に通いたいです』と言うこと」

私は歩きながら面接のレクチャーをした。中学校の門をくぐるとグラウンドでは、乾いた土埃の中で陸上部が夏休み最後の朝練をしている。校舎の上の方からブラスバンドの音も聞こえてきた。

美緒ちゃんは言われた通りに一礼をして校長室に入り、自分から「この学校に通いたいです」と気持ちを伝えた。これで校長が断る理由はなくなったはずだ。すると桂校長は、「教育の義務は学校に課せられたものではなく保護者に課せられた義務です。保護者の協力がないと学校運営はできません。入学に関する書類は母親に渡すので、後日に取りに来てもらって直接説明します。書類が全て揃ったら入学を許可します」と言った。

京子さんは絶対に中学には行かないと言い張っていることも知っているはずなのに、無理な課題だ。美緒ちゃんと並んで座っていた私は、「本日私は母親から一任されており、書類をいただいて私と美緒ちゃんで母親に説明します」と説得して、緊急連絡先や給食費の振込口座、修学旅行の積み立て、ＰＴＡ会費、アレルギーなど健康状態の申告、制服の説明と販売店の一覧などが入った分厚い封筒を副校長から受け取って学校を後にした。

帰り道で美緒ちゃんに、「お母さんは一緒に制服を買いに行ってくれるかしら？」と聞くと「んー？」と首を傾けた。「お金はどうするの？　お母さん渡してくれそう？」と聞くと、「おばあちゃんからもらう」と言う。京子さんは働いておらず、今も秋田の実家からの送金で生活していた。制服代や上履き代は出してもらえるだろうか。給食費の引き落としや修学旅行の積立金は？といろいろ心配に思いながら「二日後に書けた書類だけでも一緒に学校に届けに行こうか」と約束して別れた。

この書類全部が揃うまでに何日かかるだろうか。京子さんから「余計なことをして！」と怒りの電話がかかってくるのではないかと新たな不安を抱えながら子ども家庭支援センターに戻った。

二日後、また郵便受けの前で美緒ちゃんと会った。「お母さんが制服代をくれた」とうれしそうに五万円を見せた。今日から二学期が始まっている。学校に書類を届け、近くの商店街にある衣料品店に行って、制服を試着して注文した。出来上がるまでに最低三週間はかかるという。ブラウス、リボン、体操着は持ち帰った。続いて靴屋で学校指定の上履きと外履きを、それから駅ビルの中にあるカバン屋でリュックを選んだ。

校長に学校にはいつから登校できるのか問い合わせると、「制服ができてから」だという。異装届を出して、一日も早く勉強させてほしいとお願いしても、「異装届はケガなどで制服が着られないときだけで、制服以外での登校は認めない」という。では、制服が出来上がるまでの間、落とし物で処分するような予備の制服を借りることはできないかと交渉したが、「そのような物はない」と断られた。A中学の副校長は卒業生の制服をもらって届けてくれたのに……。

三週間後、制服が出来上がり、いよいよ初登校をと校長に連絡したら、今度は「中間テストになるのでそれが終わってからにしてほしい。授業も受けていないのでテストは受けさせられないから」という。では図書室で漢字の書き取りでも作文でも何か課題を与えて過ごさせてほしいと交渉したが、「その部屋も教室に入れない子が試験を受けていて、開いている部屋はない」と聞き入れてもらえなかった。

この子の教育を受ける権利は、学校によって阻まれているように感じてしまう。

ようやくテスト休み明けから登校が許された。初日は保護者と一緒に来ることと言われて、また私が母親の代理として同行した。

初登校の朝、郵便受けの前に現れた美緒ちゃんは新しいブレザーに紺のひだスカートの制服に身を包んで、小さくジャンプしてから「気をつけ」をして見せた。

「うわぁ、ステキ、とっても似合うよ」

制服を着ると一気にお姉さんになったように見える。美緒ちゃんは照れくさそうに微笑んで肩をすぼめた。

中学校の生徒用玄関で下駄箱の一番下の段に「金子美緒」と書かれた名札を見つけた。上履きに履き替えていると女の子が近づいてきて、「あっ、転校生ですか？　私、同じクラスの後藤まいです」と声をかけてくれた。

「一緒に教室に行く？　案内しようか」

美緒ちゃんは、はにかんでうつむいた。

「今日は校長室に寄ってから、後で行くね」

私が言うと、「じゃ、教室で待ってるね」と女の子はスカートをひるがえして階段を駆け上っていった。

校長室の前に立ち、美緒ちゃんはノックをして一礼してから入室した。すぐに副校長が迎えに来て、隣の教員室で転校生として紹介をされて、その後担任と一緒に教室に入っていった。今日は、教室で挨拶をして教科書一式をもらって、時間割などのオリエンテーションのみで一時間くらいで帰ることになった。

「今日は緊張したでしょ。明日は疲れて起きられないかもしれないよ。大丈夫？　大田さんが迎えに行こうか。一緒に行く？」と聞くと、美緒ちゃんは「一人で行く」と小さな声で答えて、教科書の入った重そうなリュックを担いでなんだか楽しそうに信号を渡っていった。


それから一か月くらいして養護教諭から電話がかかってきた。

「金子さんはアレルギーの申告書を出してないので給食を食べさせられないんです。本人に何度言っても出してくれなくて、いまだに給食の時間になると帰宅しています」

「えっ？　午後の授業を受けていないんですか。お弁当を持ってこさせるのはどうなんですか」

「アレルギーがあると分かれば、お弁当も許可できるんですが、今のままではそれもできなくて。それで校長が大田さんに連絡するようにと」

学校からは母親に一切連絡していない。私は急いで京子さんに電話した。話すのは二度目である。

「だってアレルギー検査しないと分からないじゃないですか。大学病院は予約がなかなか取れないし、今から予約しても二、三週間後に受診して結果はそのまた後になりますよ」と言う。「普段の食事を食べて変化がなかったら、それでいいんですよ」と説明しても「アレルギーって命に関わることでしょ？　素人がいい加減なこと書けませんよ」ともっともらしい理由を述べてくる。この先もまた一か月くらい午前授業だけで過ごすのか。ますます勉強についていけなくなる。友達もできない。ましてやクラブ活動にも全く参加できないのである。

私は養護教諭から健康申告書をファクスで送信してもらい、質問の内容を普段の食事に置き換えてパソコンでアレルギーチェックリストを作成した。例えば、①卵焼きを食べて、気分が悪くなったり皮膚に湿疹ができたりしたことがありますか（卵）②味噌汁や納豆を食べて……（大豆）③パンやうどんを食べて……（小麦粉）④おそばを食べて……（蕎麦）と書き、はい・いいえ欄と保護者のサイン枠を作った。「これに記載して美緒ちゃんに学校に持たせるように」と京子さん宛てに手紙を書いて郵送した。そして養護教諭に電話して、手作りのチェックリストだが、聞いている内容は学校のものと同じ項目なので、これが提出されたら給食を開始してほしいとお願いした。

それから二日後、チェックリストが提出され、三日後から給食を食べて午後の授業を受けられるようになったと養護教諭から連絡があった。既に十一月になっていた。

年が明けて別の用件で中学校に行ったとき、副校長から金子さんは毎日遅刻もなく登校していて、お友達もできたようだと聞いた。「ちょうど放課後の自主勉強会で補習を受けているところなので見ていきますか」と声をかけてくださった。

副校長の後について三階の教室に入っていくと、十二、三人の生徒がいて、先生が一人一人の学習進度に合ったプリントを配り、みんな真剣に机に向かって解いている。美緒ちゃんは五年生の計算問題を解いていた。書き終わると教壇の先生にプリントを持って行った。先生はすぐに採点すると「百点でーす」と大きな声で言った。すると生徒全員から歓声と拍手が起こり、美緒ちゃんは黒板の前で恥ずかしそうに微笑んで立っている。私は後ろから他の生徒に分からないように小さく手を振り、心の中で（頑張っているね）とエールを送った。

二年生になって、「五月の連休明けからお休みが続いている。また連れてきてほしい」と桂校長から電話が来た。私は美緒ちゃん宛てに「体調はどうですか。先生が心配して、私にも連絡がきたよ。もしお手伝いできることがあったら、電話をくださいね」と四つ葉のクローバーのイラストのついた便箋で手紙を書いた。美緒ちゃんからの電話はなかったが、また登校し始めたと副校長から報告があった。

修学旅行はどうするのだろうか。提出書類や準備する物などは一人で揃えられるのだろうか。私は母親のような気持ちになって心配になったが、やりすぎてもいけない、何かあれば学校から連絡が来る、ないのは良い便りと思うことにして、お世話したい気持ちをこらえた。

三年生になり、年が明けてそろそろ高校進学を考える時期になると美緒ちゃんのことが気になったが、池田教育指導主事から、学力も追いついてきて高校は大丈夫そうだと聞いていた。その後、養護教諭から「T高校に合格した」と教えてもらい、ほっとした。そして私は、「高校合格おめでとう! 中学校でよく頑張りましたね。これからの高校生活も新たな楽しい生活が待っていることでしょう」とお祝いのカードを送った。

卒業式も終わった三月末に、担任だった女の先生から「金子さんの高校から、明後日が入学手続きの締め切りだが書類が未提出のため、入学が取り消しになりそうだと連絡が来たんです。副校長から大田さんに相談してみてはと言われたんですが、何とかお母さんに書いてもらうよう協力していただけないでしょうか」と電話が入った。

京子さんは、またしても入学手続きをしていない。私は担任の先生に、中学入学時も同様であったことを話した。先生は入学時の経過を全く知らされておらず、ただA中学から転校してきた生徒と思っていたと言う。私は、母親相手では手続きは進まないので、美緒ちゃん本人に書き方を説明して、最低限のところだけを母親に書いてもらうように美緒ちゃんに指導してほしいと伝えた。

翌日、担任と進路指導の先生は、私が話したとおりにマンション一階の郵便受けの前で美緒ちゃんと会い、書類の中で母親が記入する所、押印する所を鉛筆で囲んで持たせた。そしてそのまま母親が記載するのを待っていて、その日のうちに美緒ちゃんを連れて高校に提出に行き、ようやく入学が許可されたと、報告を受けた。

高校は制服があるのだろうか。今度は一人で買いに行けただろうか。心配は尽きなかったが、美緒ちゃんの力を信じて、どうぞ中退しないようにと心の中で応援した。

美緒ちゃんの姉の美玖ちゃんは高校を卒業すると同時に養護施設を出て、今は住み込みで働いていると児童相談所の担当者から聞いた。

あの十数年前の事例検討会がなかったら、私も母親を指導することに四苦八苦して、きっと返り討ちにあっていたに違いないと思う。

結局、私は京子さんには一度も会わず、今でも道ですれ違っても顔も分からない。美緒ちゃんとも、校長面接のとき、書類を提出して制服を買い揃えた日、初登校のとき、そして自主勉強会の参観の四回会ったのと手紙を三通送っただけである。

浅いようで、濃厚な不思議な関係であった。

私は、美緒ちゃんと美玖ちゃん、二人とも自分を大切にして、幸せな生活を送ってほしいと陰ながら願った。

第七話

葡萄

――児童虐待――

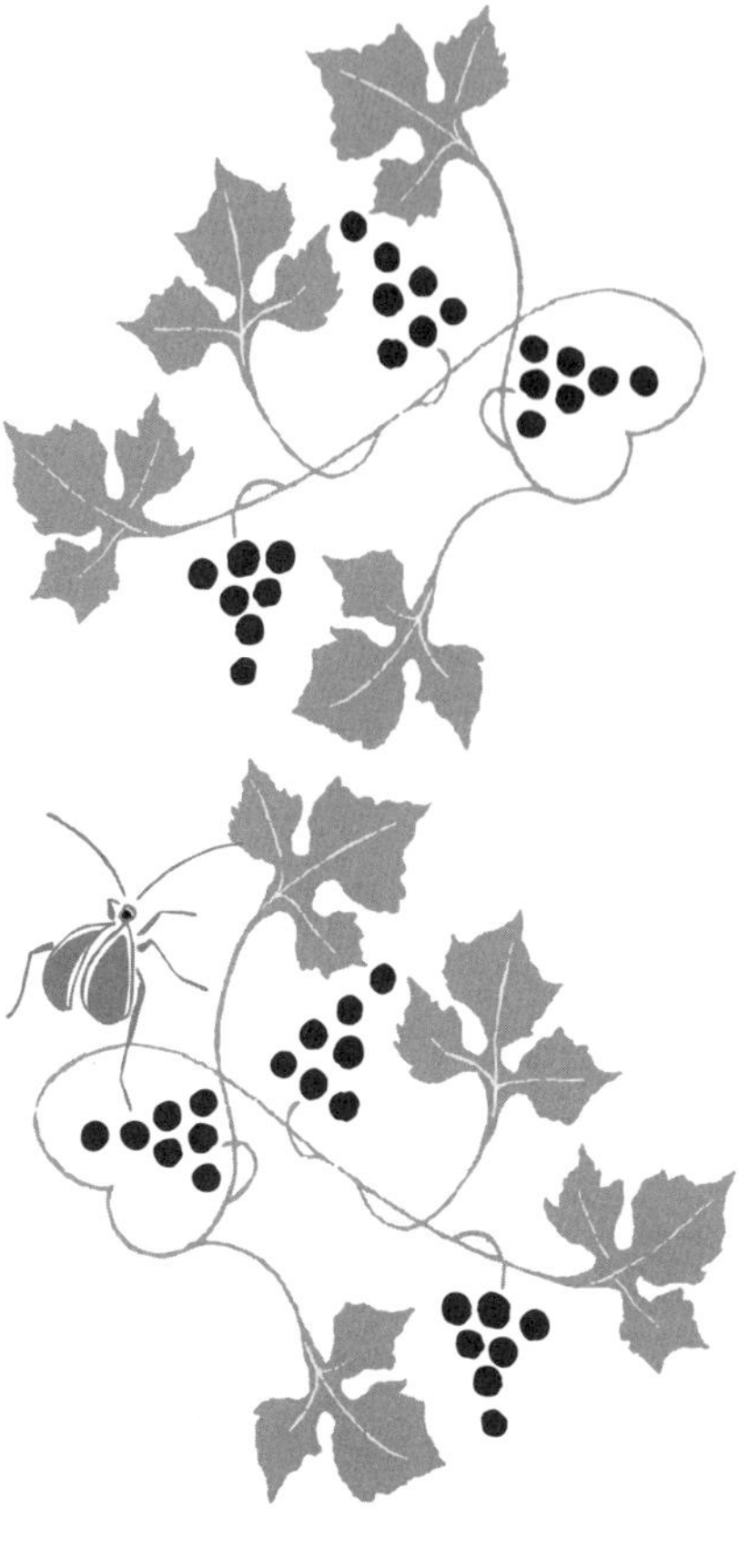

子ども家庭支援センターは、移転した保育園をリフォームした建物である。門扉を入ると葡萄の樹が一本植えてあって、その葡萄棚の下を通って建物の玄関にたどり着く。棚の下から見上げると重なり合った手のひらのような形の緑の葉が涼しく、伸びたツルの先には小豆くらいの緑色の粒がたくさんついている。かつて園児たちが秋に完熟した実を収穫していたことを想像すると楽しそうな笑い声まで聞こえてくるようだった。

「ピンポーン」

インターホンが鳴った。私、大田加奈が出ると、ドアフォンの小さな画面に女性が映っている。

「あのー、子どもを預かってくれる所はないでしょうか」

女性の表情は暗かった。

「どうぞ、中にお入りください」

少しして玄関に、長い髪を一つに束ね白いTシャツにGパン姿の母親が入ってきた。その後ろに隠れるように女の子がうつむいて立っている。キャラクターのついたピンクのTシャツに白い半ズボンの女の子は三歳くらいだろうか。

「靴を脱いでお上がりください。ゆっくりお話を聞かせてね」

私は、腰をかがめて小さな女の子に声をかけた。

「お名前は？　なにちゃんかな？」

女の子は一歩下がって母親の手をぎゅっと握った。

「さとみです。中村さとみ」

低い声で母親が答えた。

「さとみちゃん、こんにちは。プレイルームで遊ぼうか。おもちゃ、何があるかなー」

女の子の緊張が少しでも和らぐように、相談室ではなくプレイルームに案内した。四人掛けのテーブルに母親とさとみちゃんが並んで座り、その向かいに山本相談員と私が座った。

「今日はどうされたの？」

山本さんが声をかけた。母親はうつむいてテーブルを見つめたまま眉間にしわを寄せて言葉を探しているようだった。

「預けたいのは、さとみちゃんですか」

少し間を置いて、山本さんがもう一度聞いた。

「……」

子どもの前では話しにくいのかもしれない。

「さとみちゃん、絵本見る？　あっちで一緒に探そうか」

部屋の隅にある本棚の方に誘ったが、さとみちゃんは左手で母親の手を強く握ったまま動かなかった。私は、絵本を二冊選んできて、さとみちゃんの隣に座った。

「どっちがいいかなー」と『いないいないばあ』と『はらぺこあおむし』の絵本を並べて見せた。絵本が目の前に出されているのに、さとみちゃんの視線は一点を凝視したまま動かない。

「あの……下の子が……入院していて、この子が小児病棟に入れないので、面会のときにこの子を預かってもらえる所はないかと思って……」

母親は、ささやくような声で話し始めた。すると突然さとみちゃんが、自分の右手を口に当てて強くふさいだ。

「入院は長くなりそうなんですか」

「はい……脳出血で……」

母親は、さとみちゃんの動きに気付かなかったのか、うなだれたまま答えた。

「ほら、さとみちゃん見て、ねこさん、いない、いない、ばあ。つぎはだれかなー」

私が絵本をめくりながら話しかけても、さとみちゃんは全く絵本を見ようとしない。というより絵本がそこにないかのように、視線が固まっている。

「脳出血？　下のお子さんはおいくつ？」

山本さんが続けて聞いた。

「五か月です」

「男の子？　女の子？」

「この子の妹です。あやねと言います」

「さとみちゃん、これは？　『はらぺこあおむし』知ってる？」

赤や緑のカラフルな絵本に替えても、さとみちゃんは見ようとせず、固まっている。三歳くらいの子どもなら、「ちゃんと座っていなさい」と言い聞かせてもじっとしていられないのが普通なのに。

「で、病院はどちらに？」

山本さんは、さとみちゃんをちらりと見て質問を続けた。

「T大学病院」

「面会のとき、さとみちゃんはどうしているの？」

「病棟の外で待たせています」

「五か月で脳出血って珍しいですね。先天性の血管の奇形でもあったんですか？」

私も質問した。

「いえ……そのー、パパが……おむつを替えるのに寝返りをするもんだから、強く戻して……それで……後でなんだか動かなくなって、救急車を呼んで……」

母親は苦しそうに言葉を絞り出した。私と山本さんは視線を合わせた。

「驚いたでしょう？　そのとき、ママとさとみちゃんも家にいたの？」

「いいえ、私たちは買い物に行っていて、パパだけでした」

「じゃあ、そのときのことは見てないのね」

「はい……」

そのとき、さとみちゃんの右目から一筋の涙がつーっと頬を伝い、口をふさいでいる右手を濡らした。無表情で一点を見つめたまま。

「さとみちゃん、向こうのおもちゃ、見に行こうか？」

そう言ってティッシュを差し出し、母親がそれで涙を拭いてもさとみちゃんはよけるようなそぶりもなく、ろう人形のように固まっていた。

「そうね、そういうご事情なら、お近くの子育て支援センターで一時預かりできないか聞いてみましょうか」

山本さんは元保育士で、以前、子育て支援センターにいたことがあった。

「いえ、子育て支援センターは四時までですよね？　その後に面会に行きたいんです」

「どうして？」

私も口を挟んだ。

「パパが、会社を終えてから一緒に行くので」

「ママが昼間に一人で行くのはダメなの？」

「はい、一人で病院に行ってはダメって、パパが」

「お二人で行かれるのなら、交代で病室に入ることもできるんじゃないの？」

「パパが、必ず一緒じゃないと、って」

さとみちゃんの涙が続いて両頬を伝った。こんなに小さな子が声も出さずに泣いている。

「四時以降となると、ファミリーサポートはどうかしら？　有償ボランティアさんなんだけど一時間八百円で、サポーターさんの家でお預かりするの。どう？」

「いえ、お金がかかるのは、ちょっとー」

「ママはお仕事してないの？」

「はい、パパが働いちゃダメって言うので……。でもパパも毎日仕事のあとに、一生懸命病院に行ってくれているんです」

「そうですか。保育園での緊急一時保育は、母親が入院したときだけなのよね。きょうだいの入院では利用できないの。そうなると、区のサービスでは手立てがないわね」

山本さんが、首を傾けながら言った。

「何かお手伝いできる方法が見つかったら電話するわね。お電話番号を教えてもらっていいかしら？」

「いえ、電話はちょっとー。出ないですから」

「パパに携帯を見られるの？」

「はい」

「でも、お子さんのことでしょう？」

「それでもー」

「お節介かもしれないけど、ご主人から行動を制限されているように感じるけれど。暴力とかはないの？」

「……」

「ごめんなさいね。余計なことかもしれないけど、もしそういうことがあったら、さとみちゃんを連れて着の身着のままでいいから、警察に駆け込んでね。身柄を保護してほしいと言えば警察が守ってくれるから。覚えといてね」

「そうですかー。どうもすみません……」

母親は、さとみちゃんの手をひいて立ち上がった。するとさとみちゃんはまるで魔法が解けたように椅子から降りたが、右手は口をふさいだまま、うなだれた母親の後をついて行った。玄関で靴を履くときに、ようやくさとみちゃんの右手は解除されたが、母親はさとみちゃんに声をかけることもなく、二人並んで葡萄棚の下を通って帰って行った。

「山本さん見ました？　あの子の目。一点を凝視したままでへんでしたよね。私『凍りついた瞳』を思い出しちゃった」

『凍りついた瞳』(注)という題名の本は、虐待された子どものお話で、それに出てくる子どもの感情のない瞳をそう表現していた。

「それにあの口を押さえた手も、ぜったいにしゃべっちゃダメって口止めされているみたいでしたよね」

「そうね、お母さんも無表情だったしね」

「おむつ交換の体勢を変えたくらいで、脳出血を起こすかしら？」

「おそらくシェイクンベビーだと思うわ。父親が激しく身体を揺さぶったか、床に投げつけたかしたんじゃないかしら」

「あのママ、『パパが、パパが』って、なんだか夫の顔色をうかがって、服従させられている感じがしませんでしたか」

「私も感じたわ。夫からのモラルハラスメントもありそうね」

母親は、なぜそんな夫から逃げないのだろう。母親の心の不健康さを感じた。


シェイクンベビーは〝乳幼児揺さぶられ症候群（ＳＢＳ）〟ともいい、子どもの身体をつかんで頭を強く振ったり、床に落としたりして、頭蓋骨に包まれている脳質が挫滅したり、脳の血管が切れて、重度な障がいを残すこともあるし、最悪の場合は亡くなることもある。

厚生労働省の「子ども虐待対応の手引き」は、硬膜下血腫、眼底出血、脳浮腫の三つの症状があった場合に暴力的に揺さぶられたと推定するＳＢＳを疑うよう指針を出している。二歳未満の急性硬膜下血腫の調査によると、約六割が低いところからの転倒・転落、約三割が「虐待による頭部外傷」が濃厚に疑われ、残りの一割が分娩時の外傷や交通事故などとなっている。中でもハイハイやつかまり立ちがまだできない三〜五か月では虐待が疑われるケースが多い。

私は、急いで保健センターに電話して、妹の入院について情報はないか聞いてみることにした。

あやねちゃんの名前を言うと、地区担当の加藤さんという年配の保健師が出て「その子ならこの前の乳児健診に親子四人で来てたわよ。入院しているって、なんで?」

父親の名前は中村昭夫、母親は美奈子、長女さとみ四歳。昨年十一月に他区から引っ越してきて、一月にあやねちゃんが生まれていた。加藤さんは、生後二か月のときに訪問をしたが会えなかったという。家は、三階建てのワンルームマンションで郵便受けには名前がなく、オートロックドアの前で部屋の番号を押しても応答はなかった。その後も二度訪問したがやはり不在だった。もしかしたら里帰り出産でまだ帰ってきていないのかもしれないと思い、郵便受けに手紙を入れてきたが、折り返しの電話も来なかったという。

四か月の乳児健診のときの母子相談記録票によると、出生時体重三千二百グラム、都内の公立病院で出産し、妊娠期や出生時の経過も問題はなかった。問診で授乳や排便の質問には母親が答えていたが、何か困っていること相談したいことはないか聞くと、なぜか父親が「特にありません」と答えていたのが印象的だったという。体重の増えも良く首も据わって、目を合わせると「あー、うー」と声を出して微笑み返してきて順調な発育だった。父親の職業欄には新聞販売店勤務、母親は主婦(元保育士)と記載されていた。さとみちゃんは三歳半過ぎの転入のため健診情報が全くなかった。加藤さんは前の区の様子も調べてみると言ってくれた。

次に私は児童相談所の担当者、河野児童福祉司に電話した。河野さんは、元児童自立支援施設の指導員をしていた男性で、定年間近に児童相談所に異動してきた人である。

「河野さん、中村あやねちゃんのこと、そちらに何か情報入っていますか」

「ああ、T大学病院に入院中の子でしょ？　病院から連絡が来ていますよ」

「どんな情報が入ってますか」

「五か月の女児で、硬膜下血腫と眼底出血があるって。脳浮腫は治まってきているみたいだとか」

「原因は？　転落とかの事故ですか。医師はなんて言っているんですか」

「父親が、おむつ交換で寝返ろうとするのを何度もひっくり返したって説明しているけれど、なんか怪しいって」

「それで、児童相談所はどうしたんですか」

「様子を見に行きましたよ、病院に。血腫の除去手術をするかどうかは、もう少し血が吸収される経過をみてからでないと決められないって言ってたな」

「虐待かどうかの判断はどうしたんですか。父親によるものでしょう？　警察には知らせないんですか」

「いやー、誰もその現場を見てないし。一応僕も病院で、人形を使ってどうやってひっくり返したかって父親に再現してもらって、主治医も見ていて『そんなくらいじゃ脳に出血は起きない』って言ってたけど。病院は自分のところから警察には連絡しないって言っているし」

「児童相談所から警察には？」

「主治医がしないって言っているんだから、うちからもしませんよ」

他人事のようにゆっくり話すその話し方にちょっといらついた。

「でも、硬膜下血腫だけじゃなく、眼底出血と脳浮腫もあるんだったら、明らかに揺さぶられ症候群じゃないですか。父親による傷害事件ですよね。誰も訴えないんですか」

「被害者は赤ちゃんで口がきけないし、母親もその場を見てなくてはっきりしないし、医師も訴えないんだったら、そうなんじゃないんですか」

こういう場合、誰が判断するのか。この子の人権と生命を誰が守るのか。口がきけない赤ちゃんだからこそ、児童相談所が医師の所見と医学的データを集め父親の説明を聞いて、客観的に判断するものではないのか。

「私、病院に行って子どもと会ってもいいですか。主治医のお話も聞きたいし」

「いやー、行かなくていいですよ。これは児童相談所の案件で、うちが動いていますし」

「お姉ちゃんの心のケアは？　心理面接はしないんですか」

「虐待があったと判断されて、それを目撃していたら、そういうこともあるかもしれませんが、この場合はしませんね」

さとみちゃんの、あの〝凍りついた瞳〟と右手で口をふさいでろう人形のように動かなかった姿を話してもピンと来ないようだった。児童相談所には、児童専門の臨床心理士がいて、虐待を受けた子どもやそのきょうだいの面接や心理検査を行っている。さとみちゃんを心理士に会わせてほしい。それもしてもらえないのか。

「まあ退院が決まって地域に戻るときにはこちらから連絡しますから、それまで何もしなくていいですよ」

まるで、刑事ドラマでよくある「これは本庁が扱うヤマだから、所轄は出張って来るな」と言われているみたいだった。


加藤さんから電話が入った。

前の住所地の保健センターに問い合わせたところ、さとみちゃんは前区でも二歳ごろに転入して来ていて一歳半健診の情報はなかった。そして三歳児健診は未受診で、そのフォロー中に転出してしまい、その区には何も情報がなかった。

「うちにも三歳半ごろに転入でしょ？　前の区から未受診の連絡がなければ普通受けていると思うじゃない。さとみちゃんは先月末で四歳になっちゃってるし、もう健診のチャンスはないのよね」

健診をすり抜けるようなタイミングで引っ越しをしているのは偶然なのか、それとも故意なのか。なぜか虐待のあるケースは転居が多く、情報が途切れて支援から漏れてしまう。未受診のまま転居しても、次の自治体に連絡をするなど細やかな連携があったら、どこかでこの親子と接点が持てたかもしれない。

この母は子育てに悩んだとき、実家の親に相談できるような関係はなかったのだろうか。ワンルームに親子四人。新聞販売店に早朝出勤する父親は、そばで子どもがぐずったりしたら、昼寝もできない。もしかしたら……と悪い想像をしてしまう。


子ども家庭支援センターでは、毎月、関係機関ネットワーク会議が開かれている。児童相談所、学校や保育園、放課後クラブ、保健センター、生活福祉課などの職員が一堂に会して、虐待された子どもやその家族の様子と各機関での対応や支援が話される。そこで、河野児童福祉司から今月の新たなケースとして、中村あやねちゃんの報告がなされた。

「硬膜下血腫で入院中の五か月の女の子です。病院では、血腫は少しずつ小さくなってきているため、八月末まで様子をみて手術するかどうかを決めるそうです。しかし脳へのダメージは大きく、運動麻痺と知的障がいは残るだろうと言われています」

「虐待かどうかの判断は？」

子ども家庭支援センターの松山所長が質問した。

「医師は疑わしいと言っていますが、目撃した人がいないのではっきりしません。今は鼻からチューブでミルクを入れていますが、口から飲む練習をして、飲めるようになったら退院になるそうです。しかし、父親は病院に『元に戻るまで治せ』と強く要求していて、その父親の対応が大変なんだそうです」

「父親の対応が大変って？」

松山所長が続けて聞いた。

「両親はほぼ毎日夕方に病院に現れて、『おむつが濡れているじゃないか、気がつかないのか！ 今日の担当看護師は誰だ！ この前は何時に交換したのか説明しろ！ この部屋の温度と湿度はどうなっているんだ！ そんなことも分からないのか！ 師長を呼べ！ ここの教育はどうなっているんだ！』とあれこれクレームをつけ、看護師たちも参ってしまって、今は師長が父親に付きっきりで仕事にならないと困っていて、病院としては早く退院してもらいたいと言っているんです」

「お母さんの様子は？」

山本さんが聞いた。

「クレームを言うのは父親だけで、母親はほとんど話さず、夫から『バカかお前は！』と怒られながらも、言われたとおりに服従している様子だそうです」

河野児童福祉司の報告を受けて、山本さんが付け加えた。

「この間の面接では、何かにつけて『パパがダメっていうから』と行動を制限されているように感じました」

「夫から妻へのモラハラもありそうね。今までネグレクトはなかったの？」

松山所長が私に視線を送ってきた。

「保健センターに問い合わせましたが、転居が多く、さとみちゃんは、一歳半と三歳の健診を受けていなかったようです。そういう意味では健診を受けさせないネグレクトはあったように思います。山本さんの面接時、私はさとみちゃんを担当したのですが、体を固くし、口を強く押さえて声も上げずに涙を流していた姿は、普通ではありませんでした。ぜひ児童相談所でさとみちゃんの心理面接をお願いしたいです」

「父親が母親をさげすみ、人格を傷付けることは心理的なパワハラにもあたるし、子どもの目の前でそのようなことがあれば、子どもへの心理的な影響も大きいわね。ぜひさとみちゃんの心理面接もお願いします」

松山所長は有無を言わせぬ強さで後押ししてくれた。

夏が終わる頃、あやねちゃんは手術をしない方針になり、退院に向けて準備が進められることになった。児童相談所はこの間、両親面接を重ね、この親のもとでは安定した養育はできないと判断し、二か月後、あやねちゃんは退院と同時にO区にある乳児院に保護された。するとー家は、今度は乳児院に足繁く面会に行くようになった。電車を三つ乗り継ぐよりもバスの方が安いからと降りたバス停から二十分、さとみちゃんの手を引いて歩いて乳児院に通っているという。

少しして河野児童福祉司から、一家は乳児院近くに引っ越ししたと連絡が入った。父は新聞販売店を辞めて無職になり、O区で生活保護が開始されていた。

私は、O区の子ども家庭支援センターに電話をし、あやねちゃんの経過と、母親は夫からの支配を受けて服従している関係がとても気になること、さとみちゃんも感情の表出がなく、心のケアが必要と伝え、情報提供書を送った。

年の瀬に、乳児院で引き継ぎを目的としたケース会議が開かれた。建て替えられたばかりの乳児院の会議室には、乳児院のスタッフと新旧の児童相談所、子ども家庭支援センターの担当者、O区の保健師、生活保護のケースワーカーなど十数人が集まった。

乳児院からの現状報告では、最初に父親のクレーム対応に困っていることが話された。父親はまず玄関を入るなり、大きな声で「靴が揃ってない。ここのスタッフはどういう育ち方をしているんだ」と言い、部屋に入ってくると、「あやねの鼻水が乾いて張り付いているじゃないか。加湿器を持ってこい！　そんなことくらい言われなくてもやるのが当然だろうが。

今日の担当者は誰だ！　お前は給料泥棒か！」と個人攻撃してくるので、職員が精神的に参っている。そのため、面会中は主任か施設長が付きっきりで父親のそばにいるのだという。

児童相談所からは、相談支援区分は〝虐待〟より軽い〝養育困難ケース〟として引き継がれた。施設長が、「五時になると父親が面会に来るので、皆さんその前にお帰りになったほうが」と言い、誰かが「そりゃ大変だ、早く引き上げないと」と言うと会議のメンバーは波が引くようにさーっと引き上げていった。

私は、五分だけでもあやねちゃんに会わせてほしいとお願いし、案内してもらった。あやねちゃんは広く暖かい部屋の真ん中にキルティングのマットを敷いて寝かされていた。頭上には「メリーさんのひつじ」の曲にあわせてメリーゴーランドのおもちゃが回っている。抱き上げると、筋力のない身体はぐにゃりと柔らかかった。目を合わそうとしても瞳は斜め上を見ている。細かく痙攣しながら身体を反らせ手を伸ばして空をつかんだ。その先には、庭の塀に沿って枝を伸ばした葡萄の樹が一本あった。

「こちらにも葡萄の樹があるんですね」

そばにいたスタッフに話しかけた。

「今年は、黄金虫にやられて実がならなかったんですよ」

「私の職場の葡萄も不作でしたね」

茶色く乾いた葉が、風に押されてふわりと宙返りして落ちた。「さっ、早く」と追い立てられるように玄関を出ると、門の方から女の子を肩車した背の高い男性が大股で向かってきて横を通っていった。さとみちゃんだ。父親はさとみちゃんが入り口に頭をぶつけないように少しかがんで入っていった。そのとき、笑い声が聞こえた。さとみちゃんがあんなに楽しそうに笑っている。少し遅れて小柄な母親がちょこちょこと追いかけてきて、すれ違いざまにちらりとこちらを見た。私は目だけで挨拶した。

「あなたが元気になって、さとみちゃんを守ってあげてね」と心で念じながら。

年度末のネットワーク会議の後で河野児童福祉司から声をかけられた。

「大田さんが気にかけていた中村さんは、あの後、長女を連れて警察に駆け込んで保護されて、今は母子生活支援施設にいるそうですよ。母親は保育園に就職が決まって、四月からさとみちゃんも同じ保育園に通うようです」

枯れたような葡萄の枝々に、柔らかそうな新芽がふくらみ始めていた。

（注）『凍りついた瞳』漫画：ささやななえ。原作は椎名篤子著『親になるほど難しいことはない』

第八話

妊娠、してませんから！

——特定妊婦——

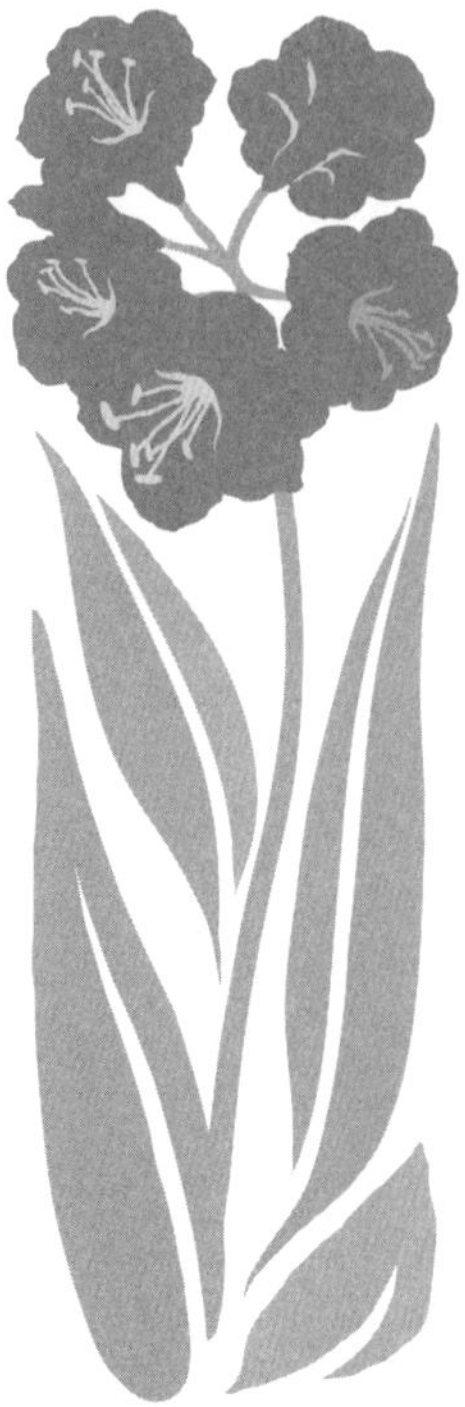

蝉の声に交じって子どもたちの笑い声がする。私は二階の窓から隣の小学校を見下ろした。夏休みが終わってグラウンドに子どもたちが戻ってきたのだった。

電話が鳴った。三回コールは区役所の交換手からである。

「お客様が住民票を調べてほしいとおっしゃっているのですが、そちらでお話を聞いてもらえますか？　おつなぎします」

子ども家庭支援センターは、区役所の中で児童虐待の相談や通報を受けている部署である。住民票を調べるなら住民戸籍課につないだらいいのにと思っていると、

「あのぉー、十六のときに家出した娘が妊娠して、もうすぐ生まれそうだと言うんです」

女性が話し始めている。

「部屋で一人で産んでぇ、どこかに捨てちゃってもやだなーと思ってぇ、殺人者の親になるのも嫌じゃないですかぁ」

語尾が上がるイントネーションは北関東のなまりのようだ。

「それはご心配ですね」

「でもどこにいるのか言わないんですよぉ。夜の街で働いているらしいんでぇ、この区かお隣の区にいるんじゃないかなぁと思うんですがー、そちらに住んでいるか調べてもらいたいんです。それでいたら役所のほうで助けてやってください」

娘の名前は田代沙希。生年月日を聞くと二十歳になったばかりである。

「お調べするにあたり、あなた様のお名前とご住所、お電話番号を教えてください」と聞くと、

「それはぁー、えーっと、匿名でー」

「えっ？　お調べした結果をお伝えしなくてよいのですか？」

「それはいいです。あたしの名前を言っても、分からないと思うんですよね。名字が変わっていますんで。あっ、うちは引き取れないですから。長男が離婚して子どもを連れて戻ってきていて、これ以上面倒はみられませんから」

そう言うとさっさと電話を切ってしまった。娘が心配で困っているというより、じゃそちらでよろしく！と軽いノリで話しているような、そんな印象を受けた。娘から電話を受けたなら、着信履歴で折り返し電話をして様子を聞けるはずである。そもそもこの母親は娘が家出をしたとき、警察に捜索願を出さなかったのだろうか？　再婚相手に家出した娘のことは話していないからなのか？

十六歳で家出してから彼女はどのようにして生きてきたんだろう？　夜の街？　水商売？　パートナーは？　妊婦健診はちゃんと受けているのか？　母親が言うように万が一、一人で産んで赤ちゃんをどこかに遺棄でもしたら……。児童虐待の死亡事例は生後ゼロ日が一番多い。半年前にもネットカフェのトイレで嬰児の遺体が発見されたニュースがあったばかりだ。すぐに住民台帳を検索してみると、田代沙希の名前があった。二週間前に転入したばかりで一人世帯だった。

「緊急受理会議をしまーす」

センターでは、通報が入るとセンター長を含めその場にいる相談員全員で、緊急会議を開き支援方針と役割分担を行っている。四人がセンター長のデスクの周りに集まった。

「対象者は田代沙希さん、二十歳。十六歳で家出し家族との連絡を絶っていたようです。通報者は母親ですが匿名です。現在妊娠中。予定日は不明ですが、満期のようです。遺棄が心配との通報です」

児童相談所に勤務経験のある松山センター長は、「まずは本人の現認が必要ね。妊婦さんなので担当は保健師さんがいいわね。大田さんお願い。山本さんと二人で行ってください」と指示した。担当は私、大田加奈。一緒に訪問する山本さんは定年間近のベテラン保育士である。

「妊娠届が出されているか、保健センターに聞いてみます。前住所の保健センターにも」

社会福祉士の資格を持つ坂井さんが右手を挙げて言った。


高層ビルを見上げる住宅街の路地に、白い三階建てのアパートがあった。道路から数段上がった所にオートロックの門扉がある。山本さんがインターホンを押した。応答がない。沙希さんの部屋は一番手前なのに呼び鈴の音さえ漏れてこない。

「インターホンが壊れているのかしら？」

「居留守かも」

もう一度押して耳を澄ませた。静かだ。ベランダ側に回ってみたがカーテンが閉まっている。

「いないみたいね。仕方ない、今日は引き上げましょう」

山本さんが諦め顔で言った。

「でも……」

玄関前まで行けたら電気メーターの回転速度が見られるのに、ロックされた門扉に阻まれている。もう産んでしまっていなければよいが……。もう一度植え込みの向こうの壁に向かって耳を澄ませてみるが、赤ちゃんの泣き声はしなかった。

「明日また来ましょう」

私は名刺の裏に「明日の午後三時にまたお伺いします」とメモをして、郵便受けのあふれるチラシの一番上に押し込んだ。妊娠届は保健センターに出されていなかった。

次の日、アパートの前で待ち合わせた保健センターの吉本保健師は、自転車を降りて汗を拭った。真夏に戻ったような暑さだった。郵便受けの名刺がなくなっている。インターホンを押してもやはり音はしない。名前を呼びかけてもシーンとしている。私は、ゴミ置き場の箒を借りて出窓をコンコンと叩いた。出窓から戦隊ロボットのプラモデルがこちらを見ている。もう一度叩いて名前を呼んでみる。吉本さんは門扉に張りついてドアをじっと見つめている。

「いないですね。また明日出直しますか？」

吉本さんがそう言って諦めかけたとき、手前の部屋のドアがそーっと開き、中から小柄で丸顔の女性がスローモーションのようにゆっくりと現れた。顔色は透き通るように白い。柔らかなスウェット素材の黒いワンピースは身体の線に沿ってお腹の膨らみを隠せないでいた。

よかった、間に合った。

「田代沙希さんですか？　区役所の者です。実はあなたのお母さんから、あなたのことが心配で様子を見に行ってほしいと電話をいただいたので来ました。お腹が大きいようだけれど、体調はどうなの？」

彼女の顔が一瞬こわばった。

「アタシ、妊娠してませんから！」

「お腹が目立ち始めているようだけど」

「いいえ、妊娠してません。誰にもそんなこと言われたことありませんから！」

必死に反論してくる。

「あなたがお母さんに電話したんでしょう？　それで私たち来たのよ」

「電話なんてしていません。あの人は関係ありませんから！」

「私たちは保健師なんだけど、見たところ六〜七か月くらいに見えるけど」

「まだ、堕ろせますから！」

沙希さんは私たちを上目遣いで睨みつけた。

「んー、もうそれは無理な大きさかな」

「いいえ、このくらいでも堕ろせるんです。K町にそういう医者がいて、一月もこのくらいで堕ろしたからできるんです！　でも、今、堕ろすお金がないんですよ！」

一月に堕胎して、生理が来ないまま、また妊娠してしまったらしい。

「健診は行ったの？」

「行ってませんよ！　だ・か・らぁ、お金がないって言っているじゃないですかぁ！」

沙希さんは両手を広げ、私たちに抗議するように声を荒らげた。

「分かったわ。ちょっと体調を調べさせてね。血圧を測らせてもらってもいいかしら」

吉本さんは、沙希さんを階段に座らせ、花壇の縁に右腕を乗せて血圧を測った。

「血圧は百二の六十、正常範囲ね。今度は検尿、この下の線までおしっこを取ってきて」

沙希さんは紙コップを受け取ってゆっくりと部屋に戻って行った。ドアが閉まると同時にカチャッと鍵の音がした。

「どうします？　あのお腹の大きさじゃ、もう堕ろせませんよね」

私はかざした手で西日をよけながら聞いた。

「そうねー。どうしましょうか。まずは母体の健康チェックと予定日の確定が必要よね」

「お金がないって言ってますけど、健診はどうします？」

「母子手帳と一緒に無料の妊婦健診票をもらえるけど、本当はその前に妊娠の診断が必要よね」

アスファルトの熱気が足元から体にまとわり付いてくる。

「出産費用は？」

「国保に入っていれば出産手当金が出るけど、それでも足りないわね」

「入院助産費用の相談をしに、女性相談の窓口に連れて行きますか？」

鍵の開く音がして、沙希さんがコップを片手に戻ってきた。吉本さんが試験紙を浸して検査する。

「蛋白も糖も出ていないわね。正常よ。さて、これからどうしましょうか？　パートナーはいないの？」

「彼氏はいるけどその人の子じゃないんです」

「一緒に住んでないの？」

「彼、時々来るんで、まだ妊娠に気付かれてないけど、もし知られたらボコられますよ」

「彼の子ってごまかせないの？」

「彼、ちょっと悪いことをやって……っていうか、他の人の代わりに警察に捕まっていて、その間にできた子だから彼の子じゃないって分かるんですよー」

お腹の子の父親は沙希さんと同じく夜の街の仕事で、子どもはいらないと言っているらしい。

「あなたは、本当はどうしたいの？」

「堕ろすしかないです」

小さな声で言ってうつむいた。

「そう、分かったわ。じゃあ今から一緒に出張所に行って母子手帳をもらいましょう。それと無料の妊婦健診票ももらえるから、それを使って、まだ堕ろせるか診てもらいましょう。あなた健康保険証持ってる？」

「持ってます」

「国民健康保険かしら？　保険料の未納はない？」

「住民票を移したときに一回だけ払いました」

「もし、今からでも堕ろすことができて、K町のその医師が、『死産』と診断書を書いてくれれば、国民健康保険から出産費用の四十二万円（当時）が支給されることもあるから」

吉本さんはそう説明した。お腹が大きくなってからの堕胎は違法である。それにヤミと思われる医者が診断書を書くとは思えない。方便だ。

お金がもらえると知って沙希さんは「ちょっと待ってて」と部屋に戻り、すぐに出てきた。眉と口紅を引いてきている。素足にピンヒールの赤いサンダルを突っ掛けて、気だるそうな足取りで私たちについてきた。インターホンは彼の借金取りが来るため電源を切っているという。

「お母さんとは連絡取っていないの？」

「アタシ、連絡先知らないんです」

「お母さんは、どうしてあなたのことを分かったのかしら？」

「あっ、妹に電話したから、妹から聞いたんじゃないですか？」

五分ほど歩いて出張所に着いた。沙希さんはカウンターで、妊娠届の用紙を受け取って記載台に戻って来た。

「なんて書けばいいんですかぁー」

ボールペンを指の間で回しながら、大きな声で聞いてきた。

「んー、予定日はー、十二月二十五日クリスマスの日。病院名とパートナーの欄は書かなくていいから」

吉本さんはお腹の大きさから予定日を推測して小声で沙希さんに耳打ちし、私に向かって目配せした。沙希さんは言われた通りに、丸い字で書いて用紙を出し、母子手帳と妊婦健診票が入った母子保健バッグを受け取った。

出張所の外で、健診票が使える医療機関一覧表を三人で覗き込み、

「お仕事の帰りに行かれそうな病院ある？」

「職場の近くなら」

「近くのこの病院はどう？　朝八時半に来られる？」

沙希さんが指定した二日後は、吉本さんの都合が悪く、私が同行することになった。

「母子手帳と妊婦健診票を持ってくるのよ。それと健康保険証も一応持ってきて」

「探してみないとー」

「それから母子手帳は、彼氏さんに見つからないように隠すのよ。ボコボコにされないようにね」

私は念を押した。

「大丈夫ですよー。彼、鈍感なんで。じゃ、ありがとうございましたー」

沙希さんはくるりと背を向け、後ろ手を振って帰って行った。その足取りは少し軽くなったように見えた。


警察署の裏にある産婦人科病院に、少し遅れて沙希さんはやってきた。今日はお店で朝まで飲んでいたと、吐く息が酒臭い。濃い化粧で、黒のタンクトップを着、黒いチュールのミニスカートをはいている。赤いピンヒールは先日と同じだ。妊婦さんとは思えない露出度である。お店のみんなには知られていないと言うが、お腹の膨らみは目立っている。

初診の手続きをして、待ち合いのソファに並んで座った。看護師さんに名前を呼ばれて沙希さんは予診室に入っていった。

「付き添いの方もどうぞ」と私も呼ばれた。六十過ぎの男性医師が「今日はどうしてきたの？」と質問した。

「見れば分かるじゃないですか、妊娠してるんですよ！」

沙希さんは、キレ気味に答えた。

「今日が初診だって？　どうして今まで受診させなかったの？」

医師は、非難するような目で私を見た。

「あっ先生、私、この方の身内ではありません。区役所の者です。私も先日会ったばかりで。ご本人は堕胎を望んでいますが、それが可能か、推定週数と出産予定日を教えていただければ、後はこちらで本人と相談します」

沙希さんは他人事のように、製薬会社のマスコットを見ている。私は、心の中であなたのことなのよと突っ込みながら彼女の横顔を見た。沙希さんは、看護師に促されて、隣の処置室で体重測定や採血をした後、診察を受けて戻ってきた。

「最終生理が分からないから、超音波の胎児の大きさからみて推定二十八週。七か月。予定日は十二月十四日頃。もう堕ろすのは無理ですね。どうします？　うちの病院で産みますか？五十五万円かかるけど、あなた、払える？　後は区役所の人と相談して」

待合室に戻って会計を待っている間、沙希さんは、うつむいたまま涙を膝に落としていた。

昼前の広い公園は歩いている人もまばらだった。二人で木陰のベンチに座った。

「どうする？　もう七か月だって。産むしかないみたいね。支援してくれそうなきょうだいとかはいないの？」

「無理です。アタシ八人きょうだいの七番目なんです」

沙希さんは遠くを見つめた。

実父は母の三人目の相手で、両親はけんかが絶えず、小学校にあがる頃、新しい父が来た。兄たちは〝四番目〟と呼んでいた。

「アタシ、虐待されてたんです。背中の傷、見ます？　見せましょうか？」

いつもお腹が空いていた。三年生のとき、卵焼きをつまみ食いしたことを〝四番目〟に見つかって叱られた。殴られ、引きずられて押し入れに閉じ込められた。泣いても無駄なことは経験で分かっている。お母ちゃんやきょうだいたちの夕飯が終わっても出してもらえなかった。蒲団を敷くときに押し入れが開いたが出ることは許されなかった。お兄ちゃんがこっそり食パンを一枚持ってきてくれた。それが〝四番目〟に見つかって「勝手に食べやがって！この泥棒猫！」と木のハンガーで叩かれた。何発も何発も。畳に丸くうずくまった。背中が痛い！　お母ちゃん、お兄ちゃん、お姉ちゃん、誰か止めて。助けて。心の中で叫んでいた。

誰かが家に入ってきて〝四番目〟と言い争っている。ふわりと抱き抱えられた。後は覚えていない。きょうだい全員、児童相談所に連れて行かれた。中学生より上の兄や姉たちはすぐに帰されたが、小学生以下はそのまま養護施設に保護された。

中学三年のとき、みんなと一緒に高校に行くと思っていたけど、沙希さんだけ受験させてもらえなくて、卒業と同時に家に帰された。

母親に「あんとき一一〇番してあんたの命助けたのはあたしなんだからね、働いて恩返ししな」と言われ、近くのお茶工場に就職が決められていた。〝四番目〟はいなくなっていた。少ないお給料は全額母親に渡して一年たったとき、借りは返したと思って家を出た。それから一度も母親に会っていない。

「それからどうしていたの?」

友達のアパートやそのまた知り合いの家、パチンコ店の住み込みなど転々として、二十歳になってようやく自分名義でアパートを借りることができた。家賃は月八万円。少々高いが敷金が掛からないのがよかった。中絶は今まで二回。そのお金は知り合いから借りて、今も返してない。

私は、淡々と語る沙希さんの横顔を見た。彼女の言葉が塊となって私の胸に詰め込められたように、重く、息苦しかった。

「大変な思いをしてきたのね」

そんな言葉は慰めにもならないことは分かっていたが、他の言葉が見つからなかった。七か月のお腹では、ホステスの仕事はできなくなる。家賃や生活費はどうするか? それに彼に知られてボコボコにされるのも心配である。まずは、早く出産病院を決めなければならない。女性相談係で、助産費支援が使える病院を紹介してもらうか？　それとも生活保護の相談のほうがよいか？

「昼間に区役所に来られるかしら？」

「いいっすよー。区役所って、どこー？」

重苦しい空気を一変させて、また軽い調子に戻っていた。

私は事務所に戻って、女性相談係に電話で、助産費で対応してくれる病院を相談した。

「二十八週？　遅い初診はどこの病院も嫌がるのよねー。T病院は最近一人頼んだばかりだし、N病院かな。ソーシャルワーカーに聞いてみるわね。産んだ後はどうするつもりなの？赤ちゃんを育てる気ありそう？　母子生活支援施設も一応、空きを聞いてみる？」

「そうですね。それも必要かも」

女性相談員の秋山さんは、段取りよく手はずを考えてくれた。

沙希さんは、区役所に、ガムを噛み、赤い小さなバッグのチェーンをくるくる回して、モンローウォークのように腰を左右に振りながら現れた。

私と沙希さんは女性相談係の狭い面接室に通されて、秋山さんと向かい合って座った。秋山さんは、出産費用のお金がない場合は助産費制度があること、それができる病院が限られていることを説明してH病院を紹介してくれた。そして、自分で育てる気持ちがあるなら、二人で暮らせる母子生活支援施設もあると話した。また男性から暴力を受けたら、昼間なら区役所に来ること。夜間なら警察に駆け込めばシェルター（緊急避難施設）に保護することができる。住所が公開されないシェルターは身の安全と生活が守られる場所であると説明された。

沙希さんは、「彼は時々しか来ないし、鈍感なんで、便秘と言えば大丈夫ですよ。それに身を隠すと捜されてしまうんで、シェルターはいいです」と答えた。若い男が彼女のアパートにやってきて、身体に触れない訳がない。横になればお腹の膨らみがはっきりと目立つ。これからますます動作も緩慢になる。そんなにうまく隠し通せるはずがない。

「それからー、赤ちゃんはどこかに預けたい」と言った。

次に、生活福祉課の窓口に行った。相談員は、残高の少ない通帳を見ながら、出産後体調が戻って働けるようになるまでの六か月間だけ生活保護を受けるのはどうかと提案してくれた。しかしそれにはいくつかの条件があり、一つは家族に連絡をして経済的な支援ができないということを確認させてもらうこと。もう一つは家賃が五万三千円以下の所に引っ越すこと。そして絶対に内緒で働かないことを説明された。

「家族はどこに住んでいるか分かりません。えーっ、また、引っ越すんですかー」

沙希さんは、ちょっとふてくされて、「考えてみる」と生活保護の申請を保留にした。

十月になった。沙希さんから初めて電話が入った。

「大田さん、病院行って、お産の申し込みをしてきました。生活保護の話も進めてもらっています。だけどアパートが探せないんですよ。不動産屋を一軒一軒歩いて回るのもしんどいしー、第一そんな安い部屋ないですよー。誰か探してくれないですかぁ」

ちょっと甘えるように言ってきた。

「自分が住む部屋は自分で見て決めたほうがいいでしょう? 生活保護の範囲内でと言えば目星をつけてくれるわよ。やってみて」

二週間後、また電話が来た。

「病院行ってきました。順調でーす。アパートないですよ。五万円台だとお風呂がつかないし、アタシ、お風呂がないとダメな人なんです。シャワー付きの所があったんですけど、そこ四階でエレベーターがないんですよ」

諦めずに探し回っている。部屋が決まったら次は引っ越しだ。

生活保護で引っ越し代は出るが、荷造りは自分でしなければならない。それにこのことを彼にどのように説明するのだろう。

お腹の赤ちゃんがボコられなければよいが……。

十一月初め、生活保護のケースワーカーから支給決定が出て、今のアパートの近くに引っ越ししたと連絡があった。結局、四階のシャワー付きの部屋にしたらしい。

私は、沙希さんに電話した。

「引っ越しが終わったって聞いたけど、体調はどう？　お腹張ったりしてない？」

「元気ですよー」

「今度はお産の準備ね。持って行く物とか入院するタイミングは病院で教わった？　入院のときのタクシー代くらいは用意しておいてよ」

「どのくらい？」

「そうね、五千円くらい。ところで彼氏さんにはどう話しているの？」

「彼、全然来ないんですよー。また何かあったのかなー？」

十二月五日、H病院のソーシャルワーカーから電話が入った。

「昨夜、無事に産まれました。二千三百十グラムの女の子です。母子ともに元気です」

よかったー。予定日よりも少し早かったが無事に生まれてくれた。陣痛の痛みを一人でよくがんばったねと声をかけてあげたい。まるで身内が出産したかのようなうれしさと安堵の気持ちが込み上げて、身体の力が抜けた。

二日後、私は病院に行った。沙希さんは、六人部屋にいた。

「二人堕ろしたんで、今度は産んであげてもいいかなーと思ったけど、あんなに痛いとは思わなかった。もう、子どもは無理」

横たわったまま、疲れた表情で言った。この病院は基本的に母子同室制だが、沙希さんの赤ちゃんは新生児室にいて、生まれてから一度見たきりだという。

「足が曲がってんだって」

左の足首が内反足と言われていた。

「よく頑張ったね。お疲れさん。赤ちゃん、見せてもらってもいい？」

「うん、どうぞー」

沙希さんはついてこなかった。私は新生児室の大きなガラスに顔を近づけて、小さなベビーベッドに眠っている赤ちゃんを見つめた。

「生まれてきておめでとう。お母さんと離れるかもしれないけど、みんなで育てるからね」

赤ちゃんは、白いベビー服から握った手をゆっくり伸ばしながら顔にしわを寄せて小さなあくびをした。

少し遅れて児童相談所の児童福祉司が到着し、会議室のテーブルをはさんで向かいあった。児童福祉司は、赤ちゃんを預かる乳児院はどんな所か、手続きや費用について説明をし、沙希さんの前に書類を二枚並べた。それはまるでセールスマンが契約書のサインを促しているかのような、とても事務的な作業に見えた。

沙希さんは、承諾書の紙をじっと見つめたまま動かなかった。迷っているのか？　やっぱり自分で育てますと言い出すのか？

長い沈黙が続いた。

私は彼女の顔を覗き込んだ。

「どうする？　赤ちゃん連れて帰りますか？」

「……」

沙希さんは書類を見つめたまま、動かなかった。

「……育てられません。お願いします」

紫色のマニュキアをした長い爪で持ちにくそうにボールペンを持って、承諾書に名前と日付を書いた。そして人差し指を朱肉に押しつけて母印を押した。児童福祉司は書類をカバンにしまいながら、預けた後に赤ちゃんと交流をして育てられそうなら引き取ることも可能であるし、他の人に養子縁組という方法もあることを説明し、これは今決めなくてもよいのでゆっくり考えてくださいと話して帰っていった。

五日後、沙希さんは赤ちゃんを残して先に退院した。赤ちゃんは、聖子と名付けられた。クリスマスの日に児童相談所の職員が迎えにきて、聖子ちゃんは乳児院に連れて行かれた。

年が明けると、子ども家庭支援センターでは職員たちが一斉に気になる子たちの安否確認の電話をかける。私は沙希さんに電話した。出産してちょうど一か月たっている。

「体調はどう？」

「大丈夫です」

「産後健診はいつなの？」

「来週です」

「おっぱい張ってない？　しこりとかない？」

母乳は薬で止めていた。

「全然大丈夫です」

「聖子ちゃんに、会いに行ってみる？」

「そうですね」

二日後、私はE駅前のバス停で沙希さんを待っていた。

前日に東京では珍しく雪が降って、道の脇には寄せられた雪山が残っていた。駅近くのホールで演歌歌手のコンサートがあるらしく、電車が着くたびに女性たちが横断歩道を渡っていく。それを見つつ、沙希さんを探しながら、バスを何台も見送った。足先が冷たい。次第に電車が着いても降りてくる人はまばらになった。

沙希さんは現れない。

やはり育てる気はないのだろうか？　それで赤ちゃんに会いたくないのか？　私は仕方なく一人で乳児院に行くことにした。

乳児院にも沙希さんからの連絡は入っていなかった。職員の話では、年明けに祖母と叔母と名乗る人が赤ちゃんに会いに来た。祖母は聖子ちゃんを見て「ああ、こんな子か」と言い、抱きもせず、すぐに帰ってしまったという。

乳児室のドアを開けると、床暖房が効いたフローリングにクリーム色のマットを敷いて聖子ちゃんは寝かされていた。産まれたばかりのときには細かった手足が少しふっくらしてきている。ちょうど授乳の時間で、職員が哺乳瓶を持ってきた。

「飲ませてもいいですか?」

「どうぞ」

私は、聖子ちゃんを抱き上げて腕に乗せ、小さな口に乳首をくわえさせた。聖子ちゃんはじっと私の目を見つめて、すぐにウックン、ウックンと喉を鳴らして飲み始め、あっという間に飲みほした。一か月健診は、母親が連れて行くことになっている。沙希さんはちゃんと迎えに来て病院に連れて行くかしら?　今日のようにすっぽかしたりしないかしら?

健診の翌日、私は乳児院に電話をして様子を聞いた。

沙希さんは朝早く乳児院に来て、職員に教わりながら聖子ちゃんのおむつを替え、ミルクを飲ませた。そして抱っこひもで抱いて、コートにくるみ、午後の診察に間に合うように出かけた。自分の産後健診と小児科と整形外科を回って、夕方戻ってきたという。沙希さんは、聖子ちゃんを抱きしめてどう感じただろう。可愛く思えただろうか?

二月になって、整形外科の再診の日、沙希さんは聖子ちゃんを迎えには来なかった。乳児院から児童相談所に連絡が入り、児童福祉司が何度も電話をしたがつながらなかった。そして生活福祉課と子ども家庭支援センターに、沙希さんと連絡がつかないことが伝えられた。生活保護のケースワーカーが沙希さんのアパートを訪ねたが、応答はなかった。その後も携帯電話はつながらず、何度訪問しても沙希さんはいなかった。生活保護は、三か月間連絡がつかず所在が分からなければ打ち切られる。

私はアパートを訪問してみた。

ドアには生活保護のケースワーカーが書いた「連絡ください」のメモが、小さく折り畳まれていくつも挟み込まれている。ドアノブをそっと回すと鍵は開いていた。もしかしたら中で倒れているのではないかと不安な気持ちで、そーっと開けると、メモがパラパラと落ちた。玄関から中を見渡すと、二つ折りの蒲団、服、お正月号の週刊誌やカップ麺の空容器が床のあちこちに落ちている。一面うっすらと綿埃もあって最近生活をしている様子はうかがえなかった。私はドアをそっと閉じてメモを挟み直した。沙希さんはいなくなってしまった。聖子ちゃんを乳児院に預けたまま、もう二度と会いには来なかった。

隣の小学校の校門に「入学式」と書かれた看板が立て掛けられて、明日の準備が整えられている。青い空に桜の花が映えていた。私はランドセルを背負った女の子が校門から駆け込む後ろ姿を思い浮かべていた。

第九話

夢で逢いましょう

――知的障がい・発達障がい――

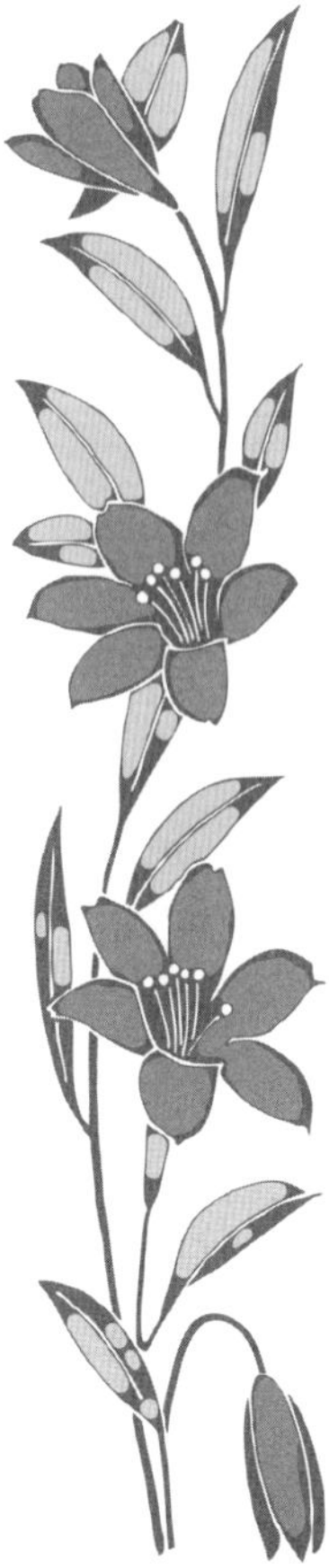

「ピピッ、ピピッ、トウキョウハ、ハレデス」

昼下がりに、十歳の男の子が、八階のベランダから、空に向かって右手を伸ばしている。それから急いで部屋に戻って、テレビのリモコンを押した。

「キュウマルイチ、キュウマルイチ」

画面に映っていた日本地図が切り替わった。

「オキナワハ、アメデス。オキナワハ、アメデス」

そしてまたベランダに走っていき、手すりに胸を押しつけて空を見上げた。

「トウキョウハ、ハレデス。アメハ、フッテイマセン」

抑揚のないその言葉は、まるで宇宙と交信しているようだった。

子ども家庭支援センターに電話があったのは先週のことで、その電話を受けたのが私、大田加奈だった。

「公営住宅が当たってそちらに引っ越したんですけど、あのお母さんじゃ養育できないので、支援していただけませんか」

若い女性は、S区にある母子生活支援施設の生活指導員で河野と名乗った。

「養育できないってどういうことですか」

「お母さんが朝起きられないんですよ。うちの施設は一階に保育園があるんですけど、毎朝職員が起こしに行って登園させていたんです。小学校に入っても同じでした。石田カズヤ君は水がダメで、特に雨の日は職員二人がかりで靴を履かせようとしても身をよじって暴れて柱やテーブルの脚にしがみついて絶対に外に出ようとしないんです。お母さんは、自分も学校に行ってなかったから無理して行かなくていいって言うんです」

「水がダメって、何かあったんですか」

「理由は分からないですけど、お風呂も嫌がります。今回ようやく公営住宅に当たったんですけれども、引っ越しもお母さんではできなくて、うちの職員が手伝ったんです。カズヤ君は五年生で転校の手続きにも同行して事情を説明したら、特別支援学級がいいと勧められたんです。けれどお母さんが『この子は私よりも頭がいい。漢字が読めるから普通学級でいい』って言い張ってしまって。私たちも心配で、時々電話で様子を聞いているんですが、やっぱり学校には行っていないようです。うちから起こしに行くわけにはいかないですし、これからは誰がしてくれるのでしょうか」

「お母さんに何か病気か障がいがあるんですか」

「二人とも知的にちょっと。障がい者手帳は持っていないですけれど。母親は新しいことを覚えるのが苦手で、今もスーパーまでの道順が覚えられなくて、近くのコンビニだけで買い物をしているようです。生活保護では、ちょっと高いんですけどね」

「食事はどうしているんですか」

「パックのご飯にレトルトカレーはできます。それと鶏の唐揚げとかお総菜を買ってきたり。カズヤ君は偏食がひどくて、食べられるものが決まっていて、カレーとポテトチップスを食べています。お母さんは引っ越してから体調が悪いようで、食べてないみたいですね。うちもこれ以上支援できませんので、後はよろしくお願いします。あっ、保健センターの保健師さんにも連絡しておきましたから」

電話の受話器を置いた私はため息をついた。支援をよろしくと言われても何ができるのだろう。すぐに事務室にいた相談員に向かって受理会議を呼びかけた。

「他区の母子生活支援施設から転入してきた母親と五年生の男の子です。母子共に知的な遅れがあるようですが障がい者手帳は持ってないそうです。今の問題は、母親が朝起きられないことと子どもが雨の日は外出できないため不登校であること。それで支援してほしいという依頼です。母親も体調が悪いようですが詳細は分かりません」

「起こして登校支援してくれだって？　そんな連絡をもらってもねぇ。そこみたいに同じ建物に住んでいる訳じゃないし、毎日なんてできっこないわよねぇ」

電話のやりとりを聞いていた社会福祉士の坂井さんが言った。

「保育園から四年生まで生活指導してもダメだったんでしょう？　それで二人暮らしなんて無理よ」

記録をしていた保育士の山本さんも顔を上げて同調した。

「母子分離して、子どもだけ児童養護施設で育ててもらうほうがいいんじゃないですか」

非常勤の藤本さんは、この三月まで児童相談所で児童福祉司として働いていた経験から、そう提案した。

「まずは現状確認。大田さん、保健センターの保健師さんと一緒に家庭訪問して様子を見てきて」

松山センター長が指示した。

「私、学校に登校状況と子どもの様子を聞いてみます」

坂井さんが手を挙げた。


公営住宅の隣の児童公園には紫陽花の花が大きく重そうに咲いていた。私と保健センターの西村保健師は、石田家の古い鉄の扉の前でブザーを押した。

「はーい」

石田富子さんは、警戒する様子もなくすんなりと中に招き入れてくれた。小柄で化粧はなく長い髪を後ろで束ねている。襟なしのゆったりとしたワンピースは、痩せたあごから首のラインをいっそう細く見せていた。

玄関を入るとダイニングキッチンがあり、その奥に六畳と四畳半の和室が並んでいる。テーブルの上にはパックのご飯とレトルトカレーの箱が重ねて置いてある。部屋の中は片付いていて、掃除もされていた。

カズヤ君は小柄で、紺のTシャツとジーパンはむっちりとした身体に張り付いて窮屈そうに見えた。縮れ毛で大きな目がクリクリしている。初めて会う人たちに少し興奮しているのか、ベランダと部屋を何度も往復して、立ち止まってはつま先立ちで上下に身体を揺らしている。ちらっとこちらを見たような気がしたが、視線は合わない。

BSチャンネルの天気予報とベランダから見上げた空を交互に見ながら、「雨が降っている、降っていない」とつぶやいている。

「キュウマルイチ、キュウマルイチ」

ひとりごとの数字は、画面の切り替わる様子から、郵便番号で天気を検索していることが分かった。彼は全国の郵便番号を暗記しているらしい。

「カ・ズ・ヤ、やめれ」

母親は畳に横座りのまま、息子の方を振り向きもせずに声をかけた。

「この子は、いっつもこう。雨が降ってこんか、ずーっと空ば見とる」

独特の九州なまりで話した。

「今日はいいお天気だけど、カズヤ君は学校に行かなかったの？」

「この子は学校に行かなくても漢字が読めるけん、私よりも頭がよか」

にっと笑った母親の口元は前歯が一本なかった。

「水が嫌いって聞いたけど、何があったの？」

「田舎におるときに大雨があって、近くで土砂崩れのあったと。やけん水が怖かとさ」

「それはいくつのとき？」

「忘れた」

「お風呂はどうしてるの？」

「入っとる」

「お母さんが洗ってあげるの？」

「一人で入っとる」

「自分で身体、洗えてる？」

「わからん」

「お母さん、カズヤ君は、学校までは一人で行けるの？」

「行けると思うけど、わからん。カズヤ、おまえ一人で学校行けるか」

「いける」

テレビの両面を見つめたまま、カズヤ君が答えた。

「ねえ、カズヤ君、今度大田さんと一緒に学校に行く？」

「いく」

「約束だよ」

「やくそく」

オウム返しのように答えた。

母親は顔色が悪かった。暑くて食欲がないという。西村保健師は、一週間後に再度訪問すると告げた。


翌日から雨の日が続いた。私は一緒の登校は、晴れの日が望ましいと考えていた。

週明けに、西村保健師から電話が入った。

「母親に受診を勧めて近くの病院で待ち合わせをしたんですけれど来なかったんですよ。それで家に迎えに行ってみたら、自分で救急車を呼んで別の病院に入院しているみたいなんです」

「で、カズヤ君はどうしているの？　一人じゃ暮らせないでしょ。児童相談所に一時保護を相談してみましょうか」

「それが、お母さんの弟という人が現れて、今、カズヤ君と一緒にいます」

「ちゃんと面倒をみてくれるのかしら」

「大丈夫じゃないですか。親族ですし」

数日後、小学校の中山副校長から電話が入った。中山副校長とは、前任校で別のケースを一緒に支援していたことがあった。

「大田さん、石田カズヤ君のこと、ご存じですか。叔父さんという人が学校に電話してきて、『いじめに遭っているからカズヤは学校に行けないんだ、謝りに来い！』ってすごい剣幕で怒鳴ってきているんです。いじめに遭うほど学校に来てないんですけどね。今日の夕方に担任と家に行くんですけど、言った、言わないになるといけないんで、立ち会ってもらえませんか」

「叔父さんは学校の先生に来いと言っているんでしょう？　私が立ち会うのも変じゃないですか」

「いやー、すごい剣幕で担任も困っているんですよ。私も行きますから、お願いしますよ」

「ちょっと待ってください」

電話を保留にして、松山センター長に相談した。

「急にお母さんが入院して、そんな叔父さんと一緒なら、カズヤ君の様子を見に行った方がいいんじゃない？」

「でも、学校に対して怒っているのに、私が行くのもおかしくないですか」

「叔父さんに虐待されていないか、見てらっしゃい」

所長の言葉に押されて、同行することにした。

雨は昼過ぎにやんで、地面で温められた蒸気がむあっと上がって身体にまとわりついた。

ヒデオと名乗った叔父さんは、布袋様のようにお腹を突き出し畳にあぐらをかいて、ダイニングの板の間に正座している先生二人と向き合っていた。

「学校でいじめに遭っているから、この子が学校に行けねぇんだ！」

「いえ、いじめとかそういう事実はありませんので」

中山副校長が言うと
「大体、転校生ってのはいじめられやすいんだよ。そこんとこ、あんたたち分かってんのかよ！　この子が学校に行けねぇのは、あんたたちのせいなんだよ！　この子に謝れ」

「いいえ、同級生たちもみんな石田君には優しく接しています」

教育実習生のような若い男性の担任が説明した。

「なにぃ、隠す気か。学校がそんなんだからダメなんだよ！　だから、謝れよ！」

先生方に向かって人さし指を突き出しながら、やくざが因縁をつけているような口調でまくし立てた。

カズヤ君は、まるで聞こえていないかのように、窓際に座ってボロボロになったドラえもんのマンガ本をめくっている。

「ねえ、カズヤ君、学校にお友達はいるの」

私が聞くと

「いない」

カズヤ君はマンガ本から目を離さずに答えた。

「嫌なことされたことある？　ない？」

「ない」

「叔父さん、カズヤ君はいじめに遭っていないと言っているんで、もういいじゃないですか。カズヤ君、学校に行かないのはどうして？」

「あめがヤダ」

叔父さんは、カズヤ君が雨がダメなことを知らないのだろうか。それだけ今まで疎遠だったということか。

「カズヤが学校に行かれねえなら、お前たちがここに教えに来い！」

「お友達と集団の中で学習することも、社会生活の勉強になりますので、私どもは、カズヤ君が登校してくるのを待ちます」

中山副校長が毅然とした態度で答えた。

「それとー」

担任が話し始めた。

「七月からプールが始まりますので、水着を用意していただきたいんです。お母様にはお伝えしているんですがー」

「そんなもの、学校が用意せい！」

「いえ、これはご家庭で用意していただいております。サイズもありますので。学校指定の水着はここのスポーツ用品店で売っています」と叔父さんの前に紙を差し出した。

「バカヤロー！　学校にも行けねぇやつが、何がプールだ！　勉強をさせろよ！　水着がいるならそっちで用意しろ！」

指さした拳が細かく震えている。今にも胸ぐらにつかみかかろうとするのをこらえているように見えた。少し和らぎかけていた空気が一気に張りつめた。

「水泳も授業の一環ですので、ご理解ください」

中山副校長が冷静に話した。

雨だけでなく水全般が苦手なことを、先生たちは知らないのだろうか。

「先生、学校の忘れ物とかで、海水パンツないですか」

「大田さん、それは無理です」

「そうですよね。他人の物は嫌ですよね。その件は、ちょっと叔父さんと相談させてください」

先生たちを見送った後で、「ところで、お姉さんの具合はどうなんですか。病院から何か連絡ありました？」と尋ねた。

「栄養失調だって」

「お姉さんとは、どのくらいの頻度で会っていたんですか」

「施設に入っていたから会ってねーよ。生活保護のケースワーカーから電話があって、子どもを児童養護施設に入れるって言うから、そりゃ可哀想だと思って来たんだ」

「久しぶりにお会いになったのね。カズヤ君が水がダメなことご存じでした？」

「何があったか分かんねぇけど、小さいとき、水の事故に遭ったみてぇだって聞いた」

「雨も水もダメみたいですね。皮膚が過敏な子は、雨に当たると痛いって感じることもあるんですって。まずはおうちでお風呂に入る練習からかな。プールは無理しないで、体調不良で休ませてくださいと一筆書いて持たせたら？」

「姉ちゃんは中学もろくに行ってなかったから、カズヤには学をつけさせてやりてぇんだ」

「そのお気持ちは分かるけど……」

カズヤ君は、大人のやりとりが聞こえていないかのように、マンガ本をめくっている。

「カズヤ君、この前、大田さんと一緒に学校に行くって約束したよね。覚えてる？」

「おぼえてる」

「じゃあ、朝のお天気を見て、晴れていたらお迎えに来るから、そのときは一緒に学校に行くんだよ。いい？　分かった？」

「わかった」

事務所に戻って、中山副校長に電話をし、カズヤ君は水が怖いこと、今度、登校支援すると約束したことを伝えた。

「雨の日に外に出られないって、張り子の人形でもあるまいし、そんな障がいあるんですか」

「私にも分かりませんが、まあ、練習させてみましょう」

保健センターの西村保健師から電話が入った。母親が入院している病院から、病状を説明するので来てほしいと生活保護のケースワーカーに連絡があり、保健師も同行を求められているという。

「大田さんも一緒に行きますか」

「そうね、退院しても、お母さんの生活ぶりは変わらないでしょう？　また繰り返しそうよね。配食サービスとか食事の買い物だけでもヘルパーを導入できないかしら」

「障がい認定がないと、ヘルパー導入は難しいでしょう」

「入院中に知的障がいの診断ができないか主治医に相談してみますか」

病院の五階の食堂には、叔父さんとカズヤ君が既に着いていた。叔父さんは洗いじわのついた白いポロシャツに膝丈の紺の綿パン、毛むくじゃらの素足にサンダルを突っ掛けている。カズヤ君は、庭に放たれた鶏のように、落ち着きなく視線を動かしながらランチタイムが終わって人のいないテーブルの間を歩き回っている。主治医、看護師、病院のケースワーカー、生活保護のケースワーカー、西村保健師、そして私が席に着いた。

若い男性医師が病状を説明した。

「食事はだいぶ食べられるようになったので、内科的にはそろそろ退院でもいいのですが、部屋を間違えて他の人のベッドで寝ていたり、何度注意しても病室でたばこを吸ったり、説明が理解されないですし、行動にちぐはぐな所があって、今、精神科に移ってもらっています」

「お姉さんは今までに何か病気を言われたことがありますか」

看護師長に聞かれて、叔父さんは

「いやー、聞いたことねぇなー」と首を傾げた。

「先生、普段はお子さんと二人暮らしですし、退院しても、この理解力ではまた繰り返してしまいます。ヘルパーなどの支援が必要と思うのですが、障がい者手帳は取れないでしょうか」

西村保健師が聞いた。

「そうですね、精神科の医師に確認してみます」

「お母さんが元気じゃないと子育ては大変よね。まずはお母さんが栄養を取るために、手伝ってくれる人を頼みましょう。そのために入院中に検査してもらうのでいいかしら」

私は叔父さんの顔をのぞきこんで同意を求めた。

「そうだな」

叔父さんは、先日の威圧的な態度とは一変して、今日はおとなしく、あっさりと受け入れた。このケース検討会で、入院中に知的障がいか精神疾患かを見立ててもらい障がい認定の申請をすること、退院はヘルパーを受け入れることを条件にすることを支援方針として関係者で共有した。

カズヤ君は、座っている叔父さんの後ろからおんぶのように寄りかかっている。

「カズヤ君、お母さんがおうちに帰ってくるのはもう少し時間がかかりそうだって。大田さん、一緒に学校に行く約束、覚えているからね。明日は晴れそうかな？　朝、電話するね」

早く実行しないと学校が夏休みに入ってしまう。


翌日、夜中に降った雨が朝になってやみかけていて、天気予報はこれから晴れると言っている。雨の日に外に出られるように練習することが必要と思うが、初日から無理強いはできない。まずこのくらいの小雨なら行けるだろうか。朝早くに電話をした。

「今、カズヤ君の所は、小さな雨は降っていますか」

「ふっています」

「天気予報はどうですか」

「てんきよほうは、はれです」

「じゃあこれから晴れるということですね」

「これからはれます」

「では、約束通りお迎えに行きますので、一緒に学校に行きましょう。お支度をして待っていてください」

「はい」

玄関でカズヤ君はランドセルを背負って待っていた。叔父さんは、奥の部屋にいるのか顔を出さない。

「もう一度聞きます。天気予報はなんですか」

「はれです」

「今はほとんど降っていませんが、傘は持って行きますか」

「かさはいりません」

一階に下りて公営住宅を出るころ、小雨はやんでいて薄日が差し、紫陽花の色が濃く変わっていた。

公園を通り抜けた。

「学校までの道は分かりますか」

「わかります。ついてきてください」

公営住宅は校区の端にあり、学校まではバス停二つくらいの距離がある。

私は、カズヤ君の後ろについて歩いた。彼は病院で会ったときの様子とは違い、ほとんど脇目もふらず、まっすぐ前を向いて歩いて行く。赤信号にもちゃんと止まり、飛び出すようなこともない。

「お母さんがいなくて、寂しくないの？」

「さびしくない」

「叔父さんは、怖くない？」

「こわくない」

「帰りは一人で帰れますか」

「ひとりでかえれます」

学校に近づくにつれ周りに子どもたちが増えてきても、視界に入らないのかまっすぐ前を向いている。学校の玄関で上履きに履き替え、階段を上る後ろ姿を見届けた。私は教員室に寄って、中山副校長にお母さんの退院が近いことを伝えた。叔父さんからの学校への攻撃は、あれからぱったりなくなったという。

事務所に戻って昼食を食べ終わったころから、空が暗くなってきた。少ししてまた雨が降り始めた。次第に雨脚は強くなり、三時ごろには雷が鳴ってザーザー降りになった。天気予報が外れた。

「カズヤ君は、大丈夫かしら」

山本さんが窓際に立って見上げている。

「教室でパニックになってないかしら。お迎えに行った方がいいんじゃないの」

帰りは迎えに行かないことは、叔父さんにも学校にも伝えてある。傘を持たなかったけれど、叔父さんが迎えに行くなんて気の利いたことをするかしら。こんな雨の日に引っ張り出した私の責任だ。ごめんね、不安にさせて。駆けつけてやりたい。そんな気持ちが湧いてくるのをぐっとこらえた。

夕方五時過ぎに、カズヤ君から電話があった。

「おおたさん、うそついた。あめ、ふった」

「大田さんもびっくりしたよ。カズヤ君、大丈夫だった？　大田さんうそついてないよ。カズヤ君、天気予報はなんでしたか？」

「てんきよほうは、はれでした」

「そう、朝、確認したよね。天気予報が外れたんだよ。カズヤ君はどうやって帰ってきたの？」

「はしってかえってきた」

「傘は？」

「ない」

「雨の中、走ってきたの？　よく頑張ったね。大丈夫だった？」

「だいじょうぶじゃない」

淡々とした話し方で、怒っているのかどうか感情が読み取れない。

「お洋服もパンツも全部脱いで、頭と身体を拭いて乾かすんだよ。そして乾いた服を着ること。いいね？」

中山副校長からは、「様子を見に行ったら、帰った後でした。お帰りの会までじっと着席していて、終わるとすぐに教室を飛び出して走って行ったそうです」と電話があった。

夏休みに入った。そして母親も退院してきた。

「お母さんは、検査の結果ＩＱが低く、病院のケースワーカーさんが障がい認定の申請をしてくれました。認定審査の結果は一か月くらいかかるようです。それから叔父さんがまだ入り浸っているようですが、そこはあまり追及せずに、よしとしましょう」と生活保護のケースワーカーから連絡があった。

次はカズヤ君を医学的に見立てなければならない。あの表情のなさ、抑揚のない話し方とオウム返しの会話、周囲への無関心、特異的な暗記力、極端な偏食、それらの症状から自閉症スペクトラムが疑われる。彼がこれから生きていくには、彼の障がいに合った支援が必要である。

私は母親に電話して、体調を聞いた後、お母さんと同じような検査をカズヤ君にも受けさせてみないかと持ちかけた。すると母親はあっさり「はい」と返事した。

すぐに児童相談所の心理検査の予約を入れた。夏休みは特に相談が多く混んでいるが、お盆過ぎに一枠だけ空いていた。

その日は幸い晴れていた。というより、アスファルトが溶け出すのではないかと思うほど暑かった。訪問すると、母親は「アタシは行かん」と言う。

「カズヤ君はどこ？　お迎えに来たよ」

母親はにやにやと笑っている。

「隠れているの？」

押し入れを開けてもいない。四畳半の部屋の二段ベッドにもいない。ベッドの下をのぞくと足先が見えた。両手で足首をつかんで隠れていたカズヤ君を引きずり出した。

「カズヤ君、約束です。行きますよ」

仰向けで背中や髪に綿ぼこりをつけたまま、「かえってくる？　かえってくる？」と不安そうな表情で聞いた。

「帰って来ます。検査が終わったら、大田さんが、ちゃんとここに連れて戻って来ます。約束です」

嫌がるカズヤ君の身体を、押したり引っ張ったりしながら玄関まで連れて行っても和室に戻ってしまう。また引き戻して靴を履かせようとすると、寝転がって抵抗する。エレベーターの前に立っても、家に引き返そうとする。

「どこ？　どこいくの？」

「大丈夫、お話だけして、ちゃんと帰ってきます」

今日の予約をキャンセルする訳にはいかない。少し強引だが、検査を受けさせたい。

地下鉄の駅で、窓口にあった路線図の紙を取って見せ、今いる駅と到着駅を教えると、「S駅乗り換え。S駅乗り換え」と繰り返し、電車の中ではドアの前に立って、「K駅は過ぎました。次はＩ、A駅、A駅」と停車するたびに駅名を連呼した。

児童相談所に着いて、待ち合いのプレイルームで彼を待たせ、受付を済ませて戻ってみると、大きなブロックでできたロボットが立っている。彼の等身大くらいある。四角い頭と胴体、二本の足。カズヤ君はロボットの肘を曲げ伸ばししている。さっきはなかったはずだ。そこには彼以外誰もいない。

「えっ？　これ、今作ったの？」

「つくりました」

私が離れたのはほんの五、六分である。車やぬいぐるみや絵本などたくさんのおもちゃが置いてある中で、すぐにブロックを見つけて作り始めたのか……。まるでイリュージョンでロボットが現れたようだった。それに、肩や肘が動く完成度の高さにも驚かされた。

心理相談室に通されたとき、カズヤ君は、入り口で立ち止まり直立不動で、「ぼくのからだに、らくがきをしないでください」とつぶやいた。

「何のこと？」

「かべのきもちでいいました」

十畳くらいの白い箱のような部屋にテーブルが一つと向かい合わせの椅子だけが置いてあ

る。その椅子の脇の壁に小さないたずら書きがあった。彼は入り口に一歩入った瞬間にそれを見つけて感じ取っていた。

心理検査の結果、できる事とできない事のバランスの悪さはあるが、知的には低くなく、自閉傾向というより、経験不足という環境要因が大きい。障がい者手帳を取れるかどうかは微妙なラインで、普通学級でよいと判定された。

二学期になった。学校に聞いてみると、カズヤ君は毎日登校していて、雨の日も傘をさして一人で来ているという。

「雨のことは、そんなに気にしなくていいんじゃないですか」

中山副校長は軽く言った。登校は叔父さんに強要されているのか。それともあの大雨の中を走って帰った経験が荒療治となって水の恐怖を克服したのか。何が理由なのか分からないが、とにかく学校に行くようになっていた。

「おっ、大田さーん」

区役所の玄関で親しげな声がした。振り向くと、カズヤ君の叔父さんがにこやかに手を振って近づいてくる。後ろから少し遅れてカズヤ君とお母さんがこちらに向かって歩いてくる。

「大田さん、学校行っていますよ。カズヤ、なっ？」

叔父さんがカズヤ君の顔をのぞき込むと、カズヤ君は、恥ずかしそうに上目遣いでにやりと笑った。彼が笑う顔を見るのは初めてだった。

「カズヤ君こんにちは。そう、学校に行ってるの?」

「いってる」

そう言ってうつむいた。

母親の障がい者手帳が出来たので三人で取りに来たところだという。審査結果は知的障がい二級だった。すでに九月からヘルパーが週一回、買い物と料理、掃除の支援を開始していた。生活保護費も少額だが障がい加算が上乗せされる。

「こういうのがあるんなら、もっと早くすりゃーよかったよ」

叔父さんが、機嫌良さそうに話した。母親は体重を取り戻してきたようで、以前より少しふっくらしている。こうしてみると、親子三人の家族に見える。


十月になって、また中山副校長から電話があった。

「大田さん、カズヤ君のお母さんに風呂に入れるよう指導してやってくださいよ。すえたホームレスのような臭いっていうか、そばに行くとすごいんですよ。臭くて、臭くて、クラスメイトも隣に座るのが嫌だと言ってます」

「そういうことは、学校からお母さんに言ってくださいよ」

「あの叔父さんがいると思うと、あまり強く言えないですよ。一度、保健室に連れて行ってシャワーをさせたんですが、まあ、大暴れして大変でしたよ。学校にあった服に着替えさせて、脱いだものはビニール袋に入れて持たせました。服も臭うんですよ。こんなことを学校で続けるのもなんですし、大田さんから指導してもらえませんか」

夏に病院で会ったときはそれほど気にならなかった。むしろ叔父さんの方が、脂っぽい髪が頭に張りついていて汚く感じた。最近、何か変わったことがあったのかもしれない。

「五年生の男の子にお風呂の入り方の指導ねぇ。それもうちの仕事かしら」

私は受話器を置いてつぶやいた。

「そう、男の子って五年生くらいから中学にかけて、なんか臭くなるよね」

「でも、臭いのはいじめの原因になるわよ」

坂井さんも山本さんもカズヤ君の動向を気にしてくれていた。

「ねえ、ウェットティッシュで身体を拭くのはどう」

「ウェットティッシュを続けるのは、経済的にきつくない？」

「お母さんはお風呂に入っているのかしら」

みんなも一緒になって考えてくれる。

「かといって、私がお風呂に入れに行くのもねぇ」と思案していると、

「まあ、何が起きているか、行って見てらっしゃい」

松山センター長の言葉に背中を押された。

「お母さん、このお風呂、いつ入ったの？」

コンクリート打ち放しの浴室に置かれた水色の浴槽に、黒い液体が満杯に入っている。

「おととい」

「この真っ黒の水に？　カズヤ君も？」

「入った」

「もう汚くなっているから、栓を抜いて水捨てていい？」

「うん」

徐々に水位が下がってくると、浴槽の内側が茶色に変色しているのが見えてくる。いつから水を替えてなかったのだろうか。まさか四月に引っ越してから一度も替えてないなんてことは……ありうるかもしれない。

「お母さん、ヘルパーさんに、お風呂の掃除もお願いしようか」

「うん」

母親はテレビを見つめたまま返事をした。

カズヤ君が帰ってきた。数日前に学校でシャワーをしたせいかそれほど臭わない。

「カズヤ君、いい？　今日は身体の拭き方を練習します。最初に洗面器とタオルを用意して」

カズヤ君はまるで理科の実験を見るようにダイニングテーブルをのぞき込んでくる。

「お湯は湯沸かし器で四十三度。このくらいの熱さよ」

カズヤ君は、そーっと指を入れて、すぐに引っ込めた。

「熱いでしょ。でもすぐに冷めるから、最初は我慢よ。それからタオルを入れてこう絞る。やってみて」

私の手つきをまねるが、指先だけでタオルを絞るので、お湯がしたたっている。

「もう一回、手のひら全体で握って、そう。今度はそれで身体を拭くよ」

上半身の服を脱がせて
「最初は顔。それから頭と首。上から下に拭いていくよ。腕から胸。背中はこうやって持って拭くのよ」まるで赤ちゃんの沐浴指導のように、タオルの握り方や拭く手順を教えた。

「一週間に三回、お風呂かシャワーをすること。そのときもこの順番で石けんを使って洗うのよ。入らないときは、今みたいに温かいタオルで拭くこと。できる?」

「できる」

母親は、にんまりとこちらを見ている。叔父さんの姿はなかった。それからしばらく学校から電話がかかってくることはなかった。

一年がたち、秋の運動会が終わったころ、中山副校長から、電話が入った。

「お久しぶりです。また困ったことになって、お力を借りたいんですが……。実は、お母さんが『中学校には行かなくていい』って学校選択の紙を出さないんですよ。それを出してもらわないと進学先が決まらないんです」

学校選択制などないときは、この小学校はこの中学と決まっていたものだが、今は保護者が決めなければ、行く先が決まらない。

次の日の午後、石田家を一年ぶりに訪問した。

「お久しぶりです。どう、元気にしてました？　中学校の紙、出してないんだって？　学校が心配して私の所に連絡してきたのよ。どうして出さないの？」

「私も行っとらんけん、カズヤも行かんでよか」

「小学校に行けているんだし、中学校も行かせてあげたら？」

「中学校が遠い。遠くて可哀想だから」

確かに小学校よりは少し遠くなる。が、それほど変わらない。私は地図を広げて見せて
「学校を選ぶと言っても、この辺の人はみんなＨ中に行っているよ。ほら、ここ。この道をまっすぐでしょ。そんなに遠くないわよ」と説明したが、母親は地図に見向きもしない。

そのときはっと気づいた。そうだ、母親は漢字が読めないと言っていたではないか。転校してきたときの手続きも母子生活支援施設の職員が付き添ってみんなやってくれていた。学校からのプリントが理解できていないのではないか――。

「お母さん、遠いかどうか、一緒にこのH中学を見に行ってみましょうか。見てから決めるのはどう?」

数日後、カズヤ君と母親を連れて、通学の練習を兼ねて中学校見学に行った。公営住宅に沿って長い公園の、小学校に行くときとは反対の出口を出る。路地を通って突き当たりを右に、次の美容院の角を左に曲がると後は広い道をまっすぐに進むだけである。ペットショップやお寺の塀など目印になるものをカズヤ君に説明しながら歩いた。母親は黙って後ろからついてくる。大通りに出た。ここは歩道橋で渡る。カズヤ君は歩道橋の階段を下りるとそのまま大通りに沿って歩き出した。

「ストップ! もう一度周りを見渡して。どっちから来たかな?」

カズヤ君はきょろきょろ見渡して
「こっち」とお寺の方を指さした。

「じゃあ、その道からまっすぐな道はどっち?」

左腕をまっすぐ横に挙げて指さした。

「そうね、そっちに行くよ」

そういえば引っ越ししてきたとき、母親は少し遠いスーパーまでの道が覚えられず近くのコンビニしか行けなかった。母親にとって〝道が覚えられない〟ことが〝遠い〟ことであり、イコール〝行かなくていい〟になってしまうのではないかと思えてきた。

二十分くらいで中学校に着いた。登校口から入って一年生の下駄箱の場所を探していると、ブレザーの制服を着た男子生徒が、「こんにちはー」と元気よく声をかけてくれて、階段を駆け上がって行った。カズヤ君は、身体を上下に揺らしながら、壁に貼ってある生徒の絵を見ている。

「カズヤ君、この中学校にくる?」

「うん」

彼が言ったのを母親に見せて、その場で書類にサインをさせた。

これから入学するとさまざまな書類に目を通さなければならない。叔父さんの協力は得られないのだろうか。


年が明けて、制服の採寸に行くときにも中学校指定の衣料品店に同行した。

ブレザー、ズボン、ワイシャツに体操着。それぞれに夏用と冬用がある。お店の人が少し大きめが良いとか裾上げはどうするかなど説明しても、母親はぼんやりしていて反応がなく、私が平易な言葉に言い換えて通訳をした。カズヤ君は、少し離れた所でボロボロのマンガ本から目を離さない。お店の人に、小学校の卒業式にはどんな服装を用意すればよいか聞いてみると、中学校の制服の人が多い。ただ、ブレザーの胸にある中学校の校章が隠れるように一回り大きなエンブレムを縫いつけるのがよいと教えてくれた。

この母親に縫い物などできるとは思えない。制服ができてきたら、ヘルパーさんに頼めるだろうか。

一月の終わりに、また中山副校長から電話があった。

「もう一つ、ちょっと困ったことがあるんです。石田さんはＰＴＡに入ってないんです。まあ、加入は任意なんですが……」

「もう卒業ですし、それで何か問題がありますか」

「それがー、卒業式のときに、胸につけるリボンと記念品をＰＴＡが用意するんです。会長から『石田君だけないことになるけれど、それでいいか』と聞かれまして。できれば、今からでもいいから三か月分の会費を納めてもらえたら、間に合うんですが……」

会費は、月々二百三十円。

「ＰＴＡの方が家に行って、直接お母さんにお話しされたらいいじゃないですか」

「それが、行ったんだそうです。でもお話をご理解いただけなくて困ったらしいです。それで大田さんからもう一度お話ししてもらえないかと……」

「私から話しても、払うかどうかは分からないですよ」

ＰＴＡ会費の集金まで頼まれるとは。これもセンター長の言ういじめの予防になるのかしら？と疑問に思いながら、渋々母親に電話した。すると母親は、「三か月分はちょっとー」

と渋り、「二か月なら払ってもよか」と言う。お金に関してはしっかりしているのか、それともちゃっかりしているのかよく分からないが、四百六十円を封筒に入れて玄関に用意しておくこと、そしてＰＴＡの人が来たら、それを渡すことを約束した。

三月の初めに、総合病院のケースワーカーから電話があった。

「女の人が、区役所の大田さんを呼んでくれと言っているんですが、石田さんてご存じですか。今、本人と代わります」

病院の周りを歩いている様子が変で、警備の人がケースワーカーの所に連れてきたのだという。

「中学校に行くとに、なんかおっきか病院に着いてしまって、ここ、どこかわからん」

以前三人で中学校の見学に行ったとき、カズヤ君に「今度はお母さんと二人で通学の練習をすること。その次は一人で行ってみること」と宿題を出していたが、まさか母一人で練習して迷子になるとは予想もしていなかった。ケースワーカーに病院前からＥ駅行きのバスに乗せてほしいとお願いした。終点のＥ駅からは一人でも帰れるはずである。

小学校の卒業式が終わってもカズヤ君の一人登校の練習はできていなかった。

そのころ私は異動の内示を受けていた。次の異動先は高齢者福祉課である。石田さん親子の支援は次の担当者に引き継がなければならない。そしてそのことを二人に話さなくては――。

三月最後の日、入学式会場の下見を兼ねて、もう一度三人で通学路を歩いた。

カズヤ君は、ちょっとうれしそうにさっさと大人たちの前を歩いて、一直線に中学校に行くことができた。もう歩道橋を降りても方向を間違えることはなかった。入学式の会場は、登校口からグラウンドの対角線の位置にある体育館で、外側の道路を校舎に沿って半周しなければならなかった。

「入学式の日は、ここから入るのよ。そして帰りは、この道を行くと近いの。ほら、あの歩道橋が見えるでしょ。あれを渡ると帰れるから」

「うんにゃ、来た道ば戻る」

母親に、近道を教えても無理そうである。迷子になったので懲りているのか、来た道を戻るという安全策を自ら選んでいる。

「そうね、それがいいわね」

別れ際の路上で、私は二人に向かい合った。

「カズヤ君、お話があります。大田さんは四月から、お年寄りのお世話をする係にかわります。だから、もうカズヤ君の家に行ったりできなくなります」

「えっ、もう大田さんに会えなくなるの？」

カズヤ君は、少し見上げて、初めてしっかり私の目を見つめた。

「うん、残念だけど、そうね。今日でさよならです」

「じゃあさ、じゃあさ、ボク、大田さんの夢みるから、大田さんもボクの夢みてよ。夢で逢いましょう」

カズヤ君は、敬礼の仕草をして「じゃ」と言い、くるりと背を向けて春風の中を歩いていった。

第十話

お地蔵さん

——高齢者虐待——

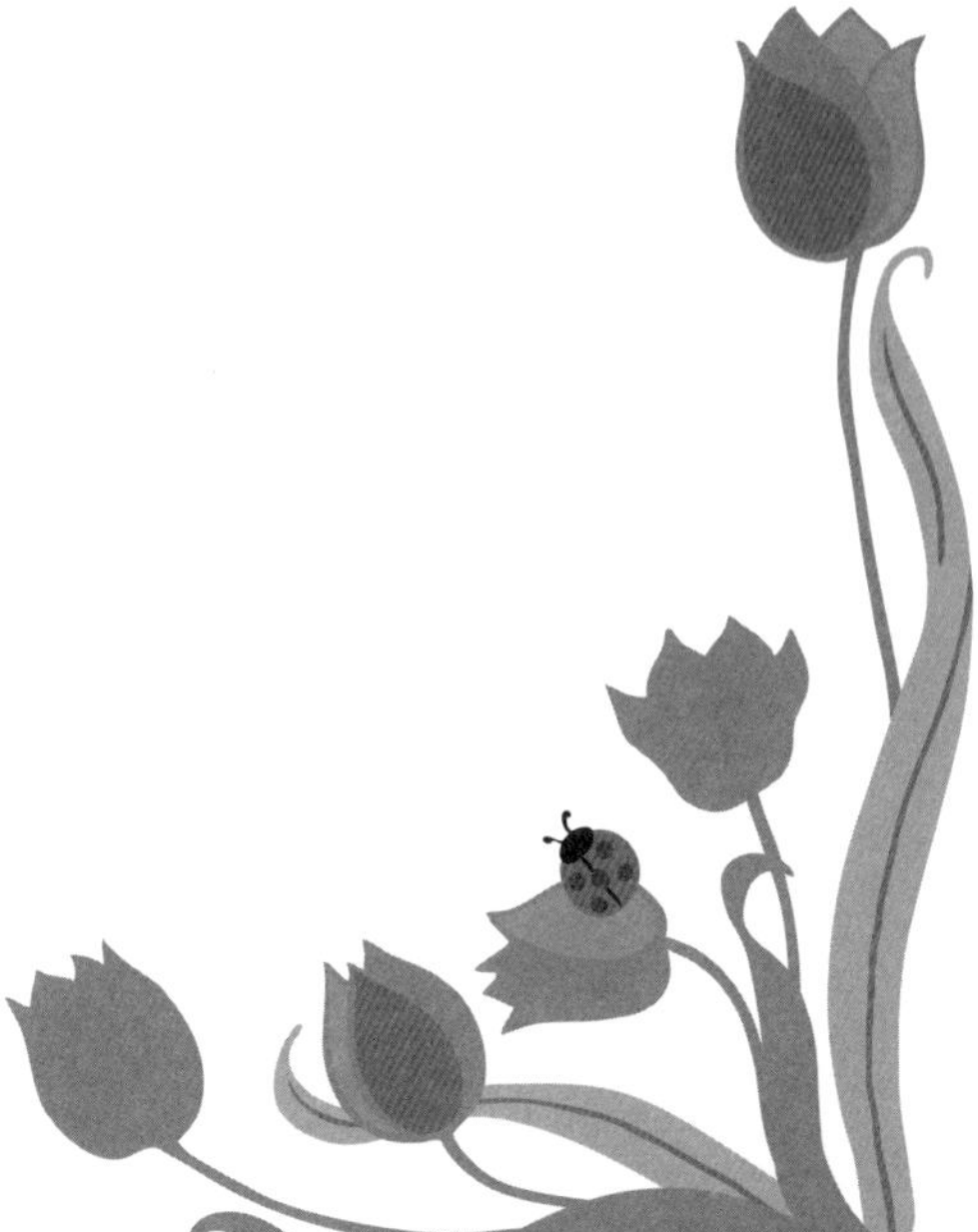

急ぐときは自転車にかぎる。

どうして緊急事態は夕方に起こるのだろう。朝なら一日有効に動けるのに。私は電話を切った後、区役所を飛び出していた。梅雨だというのに今日は快晴で蒸し暑い。

ターミナル駅周辺の大通りは、若者向けの服や雑貨の店、飲食店が並び、買い物客で賑わっている。私は、日傘を巧みによけながら、ペダルに力を込めた。


私、大田加奈はこの春から高齢者福祉課に異動していた。

「……おとうちゃん、おとうちゃんを……叩いちゃったー、えーん、えーん、ヒッ、ヒック」

電話交換手から「泣いていてよく聞きとれないのですが、そちらで話を聞いてください」とつながれた電話の相手は、大人の女性の声なのにまるで幼稚園児が道で転んで膝をすりむいてしまったときのようにしゃくりあげて泣いている。

「ゆっくりお話ししてね。お父さんはいま、そばにいるの？」

「……うん」

「ケガはしてない？　大丈夫？」

「ケガ……してない……ヒッ」

「どうして叩いてしまったの？　何があったか話せる？」

「ヒック、ヒック、ウンチ……ウンチを……洗濯……えーん、えーん」

「お父さんの介護をしてるの？」

「ウンチ……あちこち付いちゃって……ダメって言っても……ヒッ、えーん、おとうちゃんのこと叩いちゃったぁー。ヒッ、おとうちゃん、かわいそう……えーん」

「あなたとお父さんの他に家族はいるの？」

「ヒッ、ヒック、いない……」

一人で父親の介護をしていて行き詰まってしまったのか。父親を叩いてしまったが、やってしまった後、後悔して泣きじゃくっているようである。介護をしている娘は、知的障がいがあるのかもしれないと思うほど幼い話し方だった。「おとうちゃん、かわいそう」の言葉に父親への憎しみは感じられなかった。それでも父親を叩いたとなると高齢者虐待の疑いがある。父親は認知症があるのかもしれない。それとも寝たきりなのか。私は想像を巡らせた。

「今から会えるかしら？　おうちに行ってもいい？」

「うん……」


父親の名前は奥山寅次、八十一歳。そして娘の名前はさくら、三十八歳。まるで映画「男はつらいよ」みたいな親子の名前である。映画は風来坊のお兄ちゃんとしっかり者の妹だが、こちらはどんな父と娘なのだろうか。

すぐに、高齢者の総合相談窓口である地域包括支援センターに電話をして何か情報はないか聞いてみた。看護師の資格を持つ高井さんは、「奥山さんは介護保険の利用はないですね。一人暮らしの高齢者や老々世帯なら、民生委員さんが訪問をして健康状態や生活で心配な様子があるとうちに報告が入るんですけれど、娘さんが同居しているとその対象にならないですし、奥山さんの情報はうちには何もないですね」と答えてくれた。

「虐待が疑われるの。高井さん、今から一緒に訪問してくれない？」

高齢者虐待は五つの種類がある。暴力行為による身体的虐待、言葉や態度でバカにしたり無視をするなど精神的苦痛を与える心理的虐待、本人の了解なしに金銭を使用したり逆に制限をする経済的虐待、必要な介護サービスを受けさせなかったり世話をせず生活や心身の状態を悪化させる介護放棄（ネグレクト）、同意のない性的行為や辱めを与える性的虐待である。

市町村長は高齢者に虐待の恐れがあるときは、「地域包括支援センター職員その他の高齢者の福祉に関する事務に従事する職員」に立ち入り調査をさせることができると高齢者虐待防止法第十一条にある。この法律の正式な名称は、「高齢者虐待の防止、高齢者の養護者に対する支援等に関する法律」と言い、虐待の予防や虐待を受けた高齢者の保護だけでなく、虐待をしてしまう養護者に対してもそのつらさや事情も鑑みて支援をすると定めている法律である。

ゆるやかな坂を下って左に曲がり、住宅地の入り組んだ路地の突き当たりに二階建ての古い小さな家があった。奥山家は一階で、外階段を上がった二階にも玄関が見える。

「こんにちはー。先ほどお電話を受けた区役所の大田でーす」

「どうぞ」

女性のか細い声がした。

半間もない玄関にはデッキシューズが揃えてあり、高井さんが先に着いていた。左に四畳半の板の間、右に六畳の和室があり、丸いちゃぶ台とパイプベッドが目に入った。さくらさんはショートヘアの細顔で電話の印象とは違って大人びて見えた。

「お電話してくれてありがとう。どうしたの？」

「すみません」

「何しに来た！　けーれ！　おめーら、勝手にへえってくるな！」

ベッドに横たわっている寅次さんは、丸刈りの頭で、まるでお地蔵さんを寝かせてお蒲団をかけたように見えた。その横で、「おとうちゃん……」とまた半べそになりながらさくらさんが赤い目で父親を見つめた。

小さな茶棚の上の黒電話、ブラウン管テレビ、三段ボックスの上にはお位牌と着物姿の若い女性の白黒写真が飾ってある。家財道具は少なく皆古いが、掃除はきちんとされている。排泄臭や病人特有のすえた臭いもしない。質素だが丁寧な暮らしぶりがうかがえた。

さくらさんの背後には三畳くらいの台所とトイレのドアが見える。調理台の流しは細かい水色のタイルで、水道の蛇口は金色の梅の花びらのような形をしている。その上の木の棚にはお茶碗と小皿が二つずつ伏せてある。

　寅次さんは、今年のお正月くらいから足が急に弱り、トイレにはさくらさんが両手を引いたり後ろから抱えて歩かせていたが、徐々にそれも難しくなり、ゴールデンウイークを過ぎたころから蒲団から起き上がれなくなっていた。

　さくらさんはパイプベッドや紙おむつを用意して懸命にお世話をしたが、元大工の寅次さんは言葉が荒く、思うように動かない身体にいつも機嫌が悪かった。そして今日、おむつを替えたときに寝間着のゆかたに便が付いてしまい、着替えさせたのにすぐにまた汚してしまったので、父親に手を上げてしまったと話してくれた。

「洗濯が……大変なんです。うち、洗濯機がなくて、手で洗うんです。部屋に干して、窓を開けるんですけど、日が当たらなくて」

　さくらさんはぽつりぽつりと言葉を絞り出すように話し、ゆっくり立ち上がると、意外と背が高かった。

「見てください、ほら」

　そう言って窓枠にかけて干してある浴衣をどけて見せてくれた。

「外はすぐ隣の家でしょう？　だから、一日に二枚も汚されると困るんです」

　木枠のガラス窓は開け放たれていて、隣の家は手を伸ばせば壁に触れられるほど近かった。

一日中日も当たらず、風も入ってこない部屋には扇風機もエアコンもない。本格的な夏になったらこの部屋はどれほどの暑さになるのだろう。高井さんと私は目を合わせた。

寅次さんは五、六年前まで仕事をしていたが、体がきかなくなってやめたのだと言う。若いときから大酒飲みだったが、今まで大きな病気をしたことはなかった。一年くらい前に一度、熱が下がらず総合病院に三日間ほど入院したことがあったが、それ以来受診していない。熱の原因も分からないままだった。

「ちょっと、お熱測らせてね」

高井さんは静かになった寅次さんの脇の下に体温計を挟み、指二本を手首に当てて脈を取った。それが終わると細い腕にマンシェットを巻いて血圧を測った。寅次さんは抵抗しなかった。熱はなく血圧も正常範囲である。

食事は一日二回、柔らかめのご飯とおかずを少々。便はゆるいが、腹痛や嘔吐はない。顔色は土気色をしている。全身痛い所やアザもなさそうである。

「自分でひざは立てられますか。そのまま維持してみて。寝返りはどういうふうにやってます？　起き上がれる？　そう、起き上がりは難しいのね」とベッドから起き上がるための動作をやってもらいながら、私は筋力と関節可動域を試してみた。両脚の筋肉は萎えて細く、膝の関節だけ太く目立って、起き上がりも歩行も一人では無理な状態である。さくらさんは、私たちが父親に話しかけ身体に触れているのをうれしそうな目で見つめていた。

「前に入院していた病院の先生に、そのときの様子を聞いてもいいかしら？」

「いいえ、その……んー、あの……聞かないでください」

「何かあったの？」

「えーっと……保険証がないんです」

「失くしたの？」

「……保険料を払ってなくて……。そのときの病院のお金も」

さくらさんは申し訳なさそうに話した。介護保険料も払っていない。これでは訪問看護や入浴サービスなどの介護サービスも受けられない。まずはそこからである。

「生活するお金に困っているなら、生活保護という方法もあるのよ。それは嫌なの？」

「はい……」

「あなたはお仕事しているの？」

「近所のマンションのお掃除の仕事を午前中だけ」

「月にいくらくらいになるの？」

「だいたい六万ちょっと」

「このおうちは持ち家？」

「家はおとうちゃんが建てたんですけど、借地です。二階は伯父さん夫婦が住んでいて、伯父さんちとうちとが月一万円ずつ地代を出してます。でも付き合いはしていません」

「二人家族でそのくらいの収入なら、生活保護が受けられると思うけど、一緒に区役所に相談に行ってみない？」

寅次さんは、娘との攻防で疲れてしまったのか、寝息をたて始めた。

「お父さんのお歳からしても、このまま医者にもかからないで家で看ていくのは厳しいと思うけど。生活保護の中で医療扶助といって医療費だけを援助してもらう方法もあるのよ。どうかしら？」

「んー、いいえ……」

「お父さんに怒られるの？」

「そうじゃないけど……」

「今すぐでなくていいわ。考えておいてね」

私は、洗濯はコインランドリーという方法もあると伝えたかったが、言葉をのみ込んだ。寝返りをさせながらおむつ交換する方法をさくらさんに教えて、今日は引き上げることにした。

さくらさんは話の理解が悪いわけではなく知的に低いような印象もなかった。しかし他人との交流はほとんどなくコミュニケーションは苦手なようである。父親が借金を抱えているのだろうか。この質素な生活ぶりには何か事情がありそうである。

区役所に戻って、国民健康保険課の収納係の窓口に行った。奥山親子の名前を言うと、「あーその人、ずーっと未納の人でしょ。払ってくれないんだよ」と中堅の男性事務員はすぐに答えてくれた。

「分納といって、払えるときに千円でも五百円でもいいから少しずつ払ってと言ってんだけど。一度も払ったことがないんだよ。『担当が代わっても督促状を送り続けること』って引き継がれている人だよ」

カウンターに置かれたパソコンの画面には、赤い文字で「○月滞納、督促状送付」の記載が続いており、時折備考欄に「電話不在」と書かれている。スクロールした画面全部が赤い文字だった。

「父親を病院に受診させたいんだけど、どうすればいいかしら？」

「滞納分全部とは言わないけど、過去一年分とか半年分とか払えば保険証を発行することもできるけど、まあ無理だろうから、最低一か月分でも納めてくれればね」

次に行った介護保険課でも平成十二年に介護保険がスタートしたときから一度も保険料を払ったことがなく、督促状を送り続けている、と同じような返答だった。

なんとか保険料を払ってもらって医療と介護サービスを受けられるようにしなければならない。収入が少なく非課税世帯であれば減額も適用される。それでも払えないようであれば生活保護を申請して、医療扶助、介護扶助だけでも受けられるようにしなければ、あの娘一人での介護は限界である。

さくらさんは午前中仕事があると言っていたので、二日後の昼過ぎに二度目の訪問をした。高井さんは都合がつかず、今日は私一人である。

「お父さんの様子はどう?」

「あれから叩いてないですよ。さっきお昼ご飯を済ませたところで。おとうちゃん寝ちゃった。あっ、今お茶入れますね」

「いいのよ、お気遣いしないで」

「大丈夫、大田さんのためにアイスコーヒー買ってきたの。缶だから汚くないですよ。飲んでください。あっ、コーヒーお嫌いですか」

「本当にいいから。後でさくらさんとお父さんで飲んで。お気持ちだけいただくわ。このお写真はお母さんなの?」

お正月に撮ったのだろうか。パーマをかけ、ちょっと晴れ着のような花柄の着物を着て一人で立っている。

「私、おかあちゃんのこと覚えていないんです」

さくらさんは自分の生い立ちを話し始めた。

母親はさくらさんを生んだときの産後の肥立ちが悪く二か月後に亡くなった。そのとき五歳だったお兄さんはそのまま父親と暮らし続けたが、乳飲み子のさくらさんは乳児院に預けられた。その後児童養護施設に移り、小学校に上がるときに家に引き取られた。そのころ父親は、朝早くから大工仕事に出て、夜は酒を飲んで帰ってきてはお兄さんと喧嘩し、すぐに手を上げた。そのせいか、お兄さんは中学を卒業すると家を出て行ってしまった。お兄さんが二十歳のころに、一度、赤ちゃんを抱いた女性を連れてきて、四畳半でしばらく生活していたが、また突然に出て行ってしまい、今はどこにいるのかも分からない。

さくらさんは小学校のころから、家の中のことを話すのは何となくタブーのように感じていた。女の子たちが「うちなんかさぁ」と家族のことを愚痴ったりしてるのを聞くと「あんたんとこは?」と聞かれるんじゃないかとびくびくして、なるべく目を合わせないように下を向いていた。

中学に入っても友達と呼べる子はいなかった。先生が勧めてくれて、奨学金を受けて高校に進学したが、その奨学金も父の酒代に取られてしまった。何とか卒業した後、学校の世話で私鉄の車内販売の仕事に就いたが、半年くらいで辞めてしまった。

それから数年間引きこもり状態だった。

亡くなった母親の宗教関係の知人が、近所のマンションの清掃の仕事を紹介してくれた。朝七時に出勤して、ゴミ収集の日はゴミバケツを路上に出し、ゴミ置き場とマンションの廊下や階段を掃除して十一時ごろに終わる。時給八百円でもう十年以上続いている。一人仕事で他の人と関わらなくて済むのがよいのだという。

食事は一日二食。ご飯を炊いて、生卵をかけたり、安売りの缶詰などをおかずに食べる。肉はあまり食べない。冷蔵庫は夏しか電源を入れてない。電気代は月千円未満。ガス代、水道料金もほとんど基本料金だという。

「そんなに節約しなくても、生活保護を受けたら?」

「んー……。それが……ダメなんです。大田さん……絶対に誰にも言わないでくださいよ」

さくらさんは困ったような顔をして、後ろの黒いポシェットを引き寄せて中から何か取り出した。

通帳だった。そしてそれを開いて私の前に差し出した。

「実は……お金、あるんです」

さくらさんはうつむいて、済まなそうにつぶやいた。

「見せてもらっていいの?」

さくらさんは小さく頷いた。

通帳には、数百万円の記載があった。

「ほかにも来月満期になる定期預金があって、だから、生活保護、受けられないんです」

「そうね、これだけあるなら受けられないわね。今まで節約して貯めたお金なのね」

「地代を一万円払って、あと一万円で生活して、大体毎月四万円くらい貯金しています」

時給八百円、一日四時間働いて三千二百円、一か月二十日で六万四千円の収入。そこから毎月四万円の貯金を続けると、一年で四十八万円。十年で……ざっと計算してみても、さくらさんの通帳にはそれを上回る金額があった。

一か月一万円で生活するというバラエティ番組があったが、それを実際に二人で十年以上も続けているとは信じられなかった。

ベッドの上で寅次さんは、小さな背中をこちらに向けて壁を向いている。寝てしまっているのか。それともじっと耳を澄ませて私たちの話を聞いているのか。

「さくらさんが一生懸命働いて貯めたお金なのね。でもこれは、払うべきお金を払わないで貯めたお金よね。分かるわよね。お医者さんに診てもらうにも、健康保険証があった方がいいでしょ。ここから国民健康保険料払えるかしら？　それと介護保険料も」

「んー……前に督促の人が電話で、千円でも五百円でもいいって言ってたから、五百円でいいですか」

「今から一緒に区役所に払いに行きましょう」

「んー、ずっと払っていなかったから、行きにくい……。大田さん、代わりに払ってもらえませんか」

さくらさんはがま口を開けて五百円玉を二つ取り出すと、私に向かって差し出した。

「今回は急ぐから代理を引き受けるけど、次からは、自分で毎月きちんと全額払うのよ。ちゃんと約束してね」

「はい」

さくらさんは、私の目を見てうなずいた。

「それから、何か困ったときに相談できる人は誰かいないの？」

外階段を上った二階に住んでいる伯父夫婦とは、いとこの結婚祝いを包まなかったことから、絶縁状態になっている。

「民生委員の阿部さん……」

さくらさんは、小声でささやいた。

私は、そのまま阿部さんの家に寄ってみた。突然の訪問だったが、快く応接間に通してくれた。ふくよかな体型の阿部さんは、「こう見えて孫が四人もいるのよ」とカップボードの上に飾ってある小学校入学式や旅行のスナップ写真を指さした。

さくらさんから、お世話になっていると聞いて来たと話すと、

「あの家に行ったんですか。どうでした？　家の中、何にもなかったでしょう？　私もね、何度も生活保護受けたらって勧めたんだけど、受けないのよねー。お母さんはいい人でねー。でもさくらちゃんが生まれてすぐに亡くなられたでしょう？　お父さんはお酒を飲む人でね、健ちゃんが小さいときは、あっ、健ちゃんてのはさくらちゃんのお兄ちゃんの健一君ね。よく怒鳴って叩いて、近所中に大きな泣き声が聞こえていましたよ。今なら虐待ですよ。うちに逃げてくるもんだから、よくうちの子どもたちと一緒にご飯を食べさせましたよ。寅次さ

ん、不思議とさくらちゃんには手を上げなかったわね。やっぱり施設に入れた後ろめたさがあったんじゃないかしら？　スーパーでさくらちゃんと会うと、いっつも卵と豆腐で、それ以外のものを買ったのを見たことがないわよ」

近所でずっとこの家族を見守ってきた阿部さんは、いろいろなエピソードを聞かせてくれた。

区役所に戻って、国民健康保険課と介護保険課の窓口に行き、本人から代理で払うように頼まれたのでと説明して、それぞれ五百円ずつ支払った。

「えっ！　奥山さんが払ったんですか？　本当にー？　保健師さんて集金もできるんですか。すごいなあ」とへんな褒められ方をされて、とりあえず寅次さんの健康保険証と低所得で非課税世帯の減額認定証、介護保険証を発行してもらった。

次に、地域で入院施設のあるK病院のソーシャルワーカーの平岩さんに電話した。

「娘が『介護が大変になってきて、叩いてしまった』と自ら電話してきたの。父親は栄養不良で動けなくなっていてね。まあほかに何か病気があるのかもしれないけど。なんとか入院できないかしら？」

「そういう事情なら院長に相談してみるわ」と平岩さんは、心強い返事をしてくれた。

週が開けた月曜日にまた家庭訪問をした。すると和室に新しい小型扇風機が置かれている。

「この家、暑いでしょう？　大田さんが来るから買いました。どうぞ涼んでください」と私に向けて、スイッチを入れてくれた。

「ありがとう。でもいいのよ。お気遣いなく」

前回の話を聞いた後では電気代が気になって、私はスイッチを切った。健康保険証と介護保険証を渡して、寅次さんの検査入院を勧めた。すると寅次さんは「オレはどこにも行かかねえ。ほっといてくれ！」と大声で怒った。

「おとうちゃん、一度診てもらおう。また帰って来ればいいから」

「うるせぇ！　行かねえったら、行かねえ！」と目をつぶってしまった。

「おとうちゃん、大田さんがせっかくこう言ってくれているのにー」

「……」


数日後、地域包括支援センターの高井さんから電話が入った。

「大田さん！　すぐに奥山さんの家に来てください！　さくらさんが救急車を呼んだらしいんですけど、寅次さんが『乗らない』ってごねていて、さくらさんも脇で泣きわめいていて、収拾がつかない状態で、救急隊も困っているんですよ。私も今から向かいます。すぐ来られますか」

七月も半ばを過ぎたというのに長梅雨で、土砂降りの雨だった。寅次さんの家はバス路線からかなりはずれていて、役所から歩くにも距離があった。私はレインコートを羽織ってフードのひもを締め、自転車で駆けつけた。路地の入り口には、まだ救急車が止まっていて、家の前には玄関に入りきれない救急隊員二人と警察官一人が、軒先から流れ落ちる雨に濡れながら、家の中を覗き込んでいる。

「どうするの？　救急車に乗るの？　乗らないの？」と救急隊員が声をかけている。警察官もその後ろから「病院に行った方がいいんじゃないの？」と寅次さんに向かって説得している。

「うるせぇ！　ここはオレの家だ。オレが建てた家だ！　てめーら、他人の家に勝手に上がって来やがって。へえってくるな！　出てけ！　けーれ、けーれ！　さっさとけーれ！　俺はどこにもいかねえ！」

寅次さんはベッドに寝たまま大きな声で怒鳴っている。さくらさんは、腰が抜けたように畳にへたり込んでいる。

「おとうちゃん、行こう。行ってよ、もう！」

泣いてしゃくり上げながら父親を説得している。もう三十分以上も押し問答しているという救急隊員と警察官は、私を見て
「あっ、保健師さん？　なんか、乗らないみたいだから引き上げますね。後はよろしく」と言うと引き上げてしまった。部屋に上がっていた高井さんも「大田さん、今日は無理みたいですね。私たちも引き上げましょう」と帰って行った。

私はさくらさんが落ち着くまで少しそばにいることにした。寅次さんの病状が急変したわけではなく、ウンチのことでもなかった。長雨で虫の居所が悪かったのか寅次さんの心ない言葉についさくらさんも切れてしまい、父親をどこかに連れ出してもらいたいと警察に電話してしまったという。介護はもう限界である。

「今日はみんな引き上げちゃったけど、この次のときは、ちゃんと病院に行きましょうね」

私はわざと寅次さんにも聞こえるように、さくらさんに向かって言った。

役所に戻って、K病院のソーシャルワーカーの平岩さんに電話をし、今日のエピソードを話して、介護に行き詰まっている状況を伝えた。


一週間して、平岩さんから「今週の土曜日の午前中にベッドが空くんですが、連れてこられますか」と連絡が入った。土曜日の出勤は上司の許可がいる。地域包括支援センターの高井さんに、入院の方法について相談すると、「たぶん救急車を呼んでもまた乗らないでしょ。ウチの車を出して、なんとか連れて行きますよ」と移送を引き受けてくれた。

そして月曜日、高井さんから、無事入院したという報告を受けた。

「本人はごちゃごちゃ言ってましたけど、まあ身体は動かないんだから、二人がかりで毛布にくるんで、車に押しこんで連れて行っちゃいました」

荒業のようだが、ナイスプレーである。

それから毎日、さくらさんは清掃の仕事が終わるとそのまま病院に行き、父親のそばで付き添った。

時々、病院の帰りに私の所にも来て「食事が、いろいろおかずが付いていてすごいんです。食べさせるんですけど、おとうちゃんが食べきれないものは私がいただいてます。おとうちゃん、ちょっと太ってきました」などと報告してくれた。

寅次さんは特に治療を要する病気は見つからず、栄養不良と身体を動かさなかったための廃用症候群と診断された。足首や膝の関節はすでに拘縮が始まっていて、リハビリをしても歩けるようになるのは難しいと言われた。

自宅に帰ればまた寝たきりの生活になる。あの環境の中でさくらさん一人の介護では無理である。かといって寅次さんがヘルパーや訪問介護のサービスを受け入れるとも思えない。私はさくらさんに、寝たきりの人の介護をしてくれる特別養護老人ホームの入所を勧めた。

早速、介護保険の申請を行い、寅次さんは病室で認定調査を受けた。

二週間後、審査の結果は、一番重い要介護五と認定された。

自治体が契約している特別養護老人ホームは、困り具合によってポイントが計算されて優先順位が決められる。入所希望者は多く、介護度が軽いと数年待ちの人もいる。特に近い所は希望者が多く、遠くて希望者の少ない所なら比較的早く順番が来るかもしれないと、さくらさんに施設の選び方を説明した。

寅次さんは暑い夏を病院の中で涼しく過ごすことができた。

国民健康保険料と介護保険料は低所得の減額をされたとしても、これから毎月支払わなければならない。入院費は非課税世帯で月に三万円程度だった。特別養護老人ホームの費用は、低所得者でおよそ月五、六万円。病気があれば医療費も加わる。それに借地代やさくらさんの生活費を考えると、今の収入では足りず、貯金を切り崩さなければならなくなりそうである。さくらさんは「おとうちゃんも歳とって、家で面倒をみられないのだから、お金がかかるのは仕方ないです。今までインチキしてたんですもんね。これからはちゃんと払います」と覚悟を決め、約束した。


九月に入って思いがけず早くに特別養護老人ホーム「梅の里」から、空きが出たので奥山さんはどうかと連絡が入った。寅次さんの前にも何人か順番を待っている人がいたが、体調悪化で入院していたり、待ちきれず他の施設に入ったりして寅次さんに声がかかったという。

梅の里は、前にも認知症で一人暮らしのおばあさんの入所を手伝ったことがある。中央線から青梅線に乗り換えて数駅先の所にあって、駅からは一時間に一本のバスがある。バスに乗らずに歩けば二十五分くらいで、駅前の商店街を抜けて大きな川にかかる橋を渡り、緩やかな上り坂がくねくねと続く一本道なので迷うことはない。建物の裏が山で三方緑に囲まれた自然豊かな立地で、スタッフも庶民的な温かさがあった。

もし入所が決まったら、移送用の寝台車の手配をしなければならない。遠方だとその費用も高くなる。おばあさんのときは生活保護だったので移送費用も出してもらえたが、寅次さんはそういうわけにはいかない。タクシーでいくらかかるのか。それ以前に半日、座っていられるのかが心配である。

私は病院の平岩さんに電話をして、施設から声がかかり面接審査があること、そしてもし決まれば、移送のため最低四時間座っていられるよう、今からリハビリをしてもらえないかとお願いをした。平岩さんは、主治医に、日中車いすで過ごす練習をする指示を出してもらえないか進言してみると約束してくれた。

夕方、さくらさんが役所に来た。「ほら、大田さんのファンがまた来てるわよ」と冗談交じりで通りがかりの職員が取り次いでくれた。さくらさんはいつも柱の陰から半分顔を出したり引っ込めたりしてもじもじしていて、職員から声をかけられるのを待っているのである。

「そんなところに隠れていないで窓口まで来て声をかけてよ」

「いやー、私なんか変な人と思われるから行かれないですよー」

柱の陰から覗いている方がよほど変な人に見えるのに。

入所審査の本人面接は、施設の職員が病院まで来てくれるという。さくらさんは「今まで育ててもらった恩があるからおとうちゃんを老人ホームに入れるなんて捨てるみたいで、私の口からは言えない」と言う。かといって、ますます手がかかるようになる父親を自宅で介護することもできない。

「こんなチャンスは、なかなかないのよ」

「大田さんから、面接のこと、お父ちゃんに話してやってください」

「それは、家族であるさくらさんから話さなければダメよ」

「うーん……」

さくらさんはうつむいてしばらく悩み続け、「そうですか……」と残念そうに帰って行った。


施設の本田さんから、面接審査が無事終わって、入所日が決まった、敬老の日の前日の昼前に、役所の職員と一緒に来てほしいと連絡があった。

入所にあたっての手続きをするために、さくらさんと一緒にいろいろな窓口を回ることにした。まずは介護保険課である。区外の特別養護老人ホームに入所した場合、住民票は施設の住所に移しても、保険者は元の住所の自治体という介護保険上のルールがある。そうしないと高齢者施設を多く抱えた郊外の市町村は、都心の高齢者が転入してきて介護財政が逼迫してしまうからである。さくらさんは介護保険課で、寅次さんが入所してもさくらさんが寅次さんの保険料を納めなければならないと説明されて「これからはちゃんと払います」と約束した。

次に住民戸籍課に行った。寅次さんの転出手続きには寅次さん直筆の委任状が必要であるが、今は字が書けないため、代理申請者であるさくらさんの身分証明が必要となる。身分証明書は健康保険証や自動車運転免許証、パスポートなどだが、さくらさんの健康保険証はまだ発行してもらえず、示せるものがなにもなかった。住民戸籍課の職員がパソコンで検索してもさくらさんの健康保険は、未納と赤字で表示されているはずだ。窓口の職員は、「では、あなた本人であることを確認するために、あなたの本籍と前住所を教えてください」と質問してきた。

「本籍は、○○区○○町○○。前住所?……　前住所は……」

言葉に詰まったさくらさんに、職員は「S区の?」とヒントを出してくれた。

「S区?……あっ、そこは養護施設の住所で、私は小さかったから分かりません」と答えた。

「分からなければ、結構です」

住民基本台帳の前住所欄に「児童養護施設」などと表記されないから分からないことだったかもしれないが、幼児期に養護施設から転入してきた本人に、その住所を聞いてしまったことに、私は隣にいて胸が詰まるような思いがした。

しばらく待たされて、再び番号が呼ばれ、寅次さんの転出証明書が手渡された。

入所当日になった。

さくらさんは勤務を二時間前倒しにして、五時から九時まで仕事をしてから病院に来るという。九時に、高井さんと私はK病院のロビーで待ち合わせた。

移送の車は、上司に「虐待のケースを確実に移送するために公用車が必要」と説明して役所の車を用意した。運輸係のワゴン車は九時半に病院に来る。

少し遅れてさくらさんが、着替えや日用品の入った紙袋を両手に提げて入ってきた。

「大田さん……実は……まだおとうちゃんに施設のこと、話せていません」

やはり話せなかったか。車も手配し、施設も受け入れの準備をして待っている。キャンセルする訳にはいかない。なんとしても今日連れて行かなければならない。

三人で病室に入った。六人部屋の真ん中のベッドに寝ていた寅次さんは、朝ご飯を終えたところで、いつもより早いさくらさんの登場にちょっとびっくりした様子で「おう、どうした」と声をかけた。しかしすぐにその後ろに立っている高井さんと私に気付いて「なんだ！おめえたちは。何しに来た！」と語気を荒らげた。

「実は今日、病院から施設に移ります。それでお迎えにきました」

「オレはそんなこと聞いてねぇ」

寅次さんはさくらさんを見たが、さくらさんはうつむいて目を合わせなかった。

「そうね。急な話で驚いちゃったわね。少し前に決まったんだけど、さくらさんがお父さんに話せなかったんですって」

「オレはどこにも行かねぇ。勝手なことすんな！　誰がそんなこと決めたんだ！」

「それはー、区長さんがね、区長さんが奥山さんとさくらさんが困っていらっしゃるようだから、お世話して差しあげなさいって、私に命令なさったのよ。これから行く特別養護老人ホームも区長さんが選んでくださって、車まで用意してくださったの。こんなこと本当に特別なことなのよ。私は、役所の職員だから、区長さんの命令には逆らえないのよ」

これはウソではない。区長には、区民一人一人の安全と安心した生活を守る責務があり、特別養護老人ホームの入所決定も公用車の利用も私の業務も本をただせば、区長の責任の下での公務である。

「そうか……区長さんが、そう言ったのかぁ……」

寅次さんは急にしおれたようにおとなしくなった。

「おとうちゃん、お支度しよう」

それからは抵抗することもなく、娘に支えられて起き上がって新しいパジャマに着替え、ズックを履かせてもらってベッドから車椅子に座った。

ワゴン車のスライドドアの前で、車椅子から二人がかりで立ち上がらせ、ステップを二段、なんとかお尻を押し上げて、後部座席に座らせた。

さくらさんは会計を済ませて、最後に乗り込んできた。

車の中で、寅次さんとさくらさんは、ひと言も言葉を交わさなかった。

中央高速から、圏央道に入り、料金所を出てすぐの所に施設はあり、思いのほか早く着いた。

施設は二階建てで、木々に囲まれて、鳥のさえずりが聞こえている。

施設の前で年配の女性職員が、車椅子を準備してにこやかに迎えてくれたが、寅次さんは車に揺られて疲れたのか、不機嫌そうだった。

三人がかりで車から降ろし車椅子に座らせた。女性職員は、車椅子を押しながら「お疲れになったでしょう？　まずはお部屋にご案内しますね。お茶とお菓子でちょっと一休みしませんか」と明るい声で話しかけ、部屋に案内してくれた。

ここに入所する人全てが納得して来るとは限らない。中には寅次さんのように訳も分からず連れて来られる人もいる。職員はそのあたりをよく心得ていた。寅次さんをベッドに寝かせた後もその場を離れず、ベッドの脇にひざまずいてずっと優しく話しかけてくれた。

「今日から、ここで私たちと一緒に生活します。分からないことがあったらなんでも聞いてくださいね。もう少ししたら看護師さんが来て体温や血圧を測らせてもらいますね。そうそう、なんてお呼びすればいいかしら」

さくらさんは事務所で入所の手続きをし、施設での生活について説明を受けていた。施設の費用は、「私が毎月支払いに来ます」とさくらさんは言い、自主活動は自由参加だが実費がかかること、衣類の洗濯は家族がしてもいいしクリーニング代を払って業者に頼んでもよいと言われて、全て「お金がかからない方で」と答えた。

手続きが終わって、さくらさんは車椅子に乗せられた寅次さんと一緒に施設の中を案内してもらった。

「おとうちゃん、ほら見て。ここがお風呂ですって、広くていいわねー。ほら、ここのホールでみんなと一緒にご飯を食べるんですって」

さくらさんは、児童養護施設から家に戻ってきてから今まで父親と離れて暮らしたことがない。入院中も毎日会いに行っていた。でも今回は違う。これからはなかなか会えなくなる。その寂しさを父親に悟られないように、ことのほか明るく話しかけていた。

突然ここに連れて来られた寅次さんの気持ちはどうだろう？　いつものように声を荒らげて怒るでもなく、かといって安堵した様子でもない。緊張といつもより言葉数の多い娘の様子に戸惑いながら、本当は家に帰りたい気持ちと、帰ればまた娘に厄介をかけてしまう済まなさがない交ぜになって、この状況をどう理解しようとしているのか、私には分からなかった。

昼食の用意ができたと呼ばれた。寅次さんは職員に車椅子を押してもらって、大勢が待つホールに連れて行かれた。右を見て左を見て、ぎこちなくスプーンを持ってみんなと一緒に食べ始めたのを廊下から見て、私たちは帰ることにした。

さくらさんはもう少し寅次さんと一緒にいて、この後市役所へ転入手続きに行く予定だったが、病院の入院費をきっかりに用意して支払って、帰りの電車代がないので一緒につれて帰ってほしいと車に乗り込んできた。転入手続きは、施設の職員にお願いした。これから、施設の費用をきちんと支払えるのか、少々不安を感じてしまった。

十月に入って介護保険課の職員から「奥山さんは、向こうで生活保護になったよ」と電話が入った。

「えっ、どうして？」

「理由は分からないけど、向こうの市から連絡があったんだよ」

さくらさんが、施設費用の支払いを渋ったのだろうか。いやそんなはずはない。入所のときに費用はさくらさんが支払うと約束したではではないか。毎週末、面会に行って洗濯物を届けているとも言っていた。寅次さんは自主活動にも参加している。先日も「おとうちゃんのところに行ってきました」とうれしそうに報告に来ていた。それならなぜ急に？　私は施設の本田さんに電話した。

「九月末にね、奥山さんが熱を出しちゃって、医師に診てもらって薬を処方されたんですよ。それを娘さんに話したら『そのくらいの熱ならお医者にかからなくていいです。今までも家で寝ているだけで治っていましたから。お金もかかるし』とこう言うんですよ。今までも虐待があったと聞いていましたし。それにここは集団生活なんで感染症にでもかかられると厄介ですし、これからもいちいち娘さんに相談して了解が得られないのは困るんですよ。それで、市役所に娘が受診させないで困っているって相談したら、それは医療ネグレクトにあたるって言って、すぐに生活保護にしてくれたんですよ。これで、うちとしても安心してお預かりできますよ」

確かに、客観的に見れば必要な受診をさせないというのは医療ネグレクトにあたる。市の職員は施設から「娘からの虐待で入所した人」と聞かされて娘の状況を調べなかったのだろうか。さくらさんは、今までの成育歴によって、生活習慣と金銭感覚が少し偏っていてその判断力が未熟なだけなのに。誰かがきちんと教えれば必要なお金は払うと決めたのに。父親への愛情があっても、介護のやり方や医療の適切な判断ができないと、やはりネグレクトと言われてしまうのだ。


それからも、さくらさんは時々区役所に来て、相変わらず私に声をかけられず、柱の陰から私を見つめては、他の職員に仲介されて、私がそばに来るのを待っていた。人けの少ないコーナーで二人、壁に向かって立ち話をする。

「今、国民健康保険課に行って私の分を払ってきたところです」

「四十歳になったら、介護保険料もね」

「分かってます」

「どう、さびしくない？」

「さびしいですよー。毎週土曜日に会いに行ってます。遠いから、十時から三時ころまでしかいられないけど。ご飯がおいしいっておとうちゃん、また少し太ってきました」

父親の介護から解放されたせいか、そう話しているさくらさんも少しふっくらしてきている。

「周りに女性が多くて、なんだか楽しそうにしてますよ。ほら、見て」と写真を差し出した。寅次さんは料理クラブに入って、おばあさんたちに囲まれてホットプレートの前でどら焼きをひっくり返しているところだという。車椅子の寅次さんもみんなもにこにこしている。笑い声が聞こえてきそうな写真である。しかめっ面で怒鳴っていたときの寅次さんとは別人である。

「ね？　おとうちゃん、いい顔してるでしょう？　お地蔵さんみたいで可愛いでしょう？」

さくらさんはいとおしそうに、写真の中の父の頭を指でなでた。

第十一話　マイ　スイート　ハニー

——若年認知症——

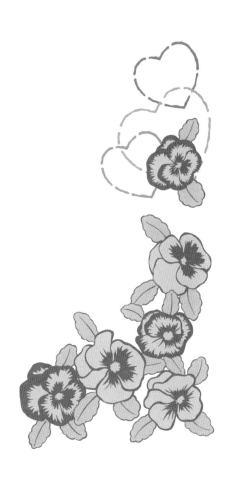

（クロールで五百はやっぱりきついわ）

麗子はプールサイドのデッキチェアで疲れた身体を休めていた。

勤務している病院が法人会員契約しているスポーツジムは、都心にありながら空いていた。

青森の高校から東京の看護大学に進学し、看護師になって十五年。いくつかの異動を経て、今は整形外科病棟の主任である。自分がこんなに長く勤めるなんて思っていなかった。同期は、三年から五年で結婚や転職で辞めていった。麗子にも今までお付き合いした男性はいたが、大手の損保会社に勤める彼は転勤が多く、看護師という資格が生かされないと思うと結婚には踏み切れなかった。

（今日は準夜勤、それまで何しようかしら）

「エクスキューズミー、コンニチワ。オヒトリデスカ？」

振り返ると、外人の男性が立っていた。

（いやだわ、ナンパ？　この人ちょっと小太りでタイプじゃないし）

「いいえ、友達も一緒なので」

麗子はとっさにごまかし、タオルを取ってシャワー室に逃げた。

次に行ったときも、彼はプールサイドにいて、遠くからにこやかに会釈してきた。

（私は不定期にしか来ないのになんで会うの？　ストーカー？　昼間からジムに来られるなんて、何をしている人かしら？）

三回目でお茶に誘われたとき、「私、英語しゃべれないので」と断ったのに、「ノープロブレム。ワタシガ、ニホンゴデ、オハナシシマス」と優しそうな笑顔で言われ、それ以上断れなくなってしまった。

彼の名前はマーク・ブラウン。四十一歳。アメリカの大学を卒業し、横須賀の米軍基地を除隊後、アメリカ大使館近くに法律事務所を開業しているという。

マークは、いつでもどこでもレイコファーストで、レストランでの食事の後はブティックに連れて行ってくれる。

「レイコ、ソー、ビューティフォー!」

試着した私をマークは、満面の笑みでオーバーに褒めてくれる。

(こんな真っ赤なロングドレス、着ていくパーティーもないのに)

それでも鏡に映る自分の姿を見ていると、スリムボディをキープしていて良かったとまんざらでもなかった。

彼への警戒心は徐々に薄くなり、一緒にいることが心地良さに変わっていった。

出逢って三か月。

「レイコ。ウィルユー、メリー、ミー?」

オレンジ色にライトアップされた東京タワーが真近かに見えるレストランで、突然彼はひざまずいて小さな箱を開け、麗子に差し出した。返事はもちろん「イエス」。胸の鼓動が他の人にも聞こえるんじゃないかしらと周りを見たとき、お客さんたちから祝福の拍手が湧き起こった。

(まるでおとぎ話のお姫様みたい。彼は白馬に乗った王子様というより、かぼちゃの馬車の御者みたいな体型だけど)

ハワイでの結婚式はロサンゼルスの彼のママと麗子の両親という身内だけのシンプルな式だった。教会で海に向かって愛を誓うと、水平線の向こうまで永遠にこの夢が続いていくように思えた。

皇居近くにある彼のタワーマンションは、広い空間に大きなソファや猫足のダイニングテーブルなど洗練された家具が揃えてある。

(モデルルームみたい。私、本当にここに住むのかしら?)

「ねえマーク、私、お料理は得意じゃないの」

麗子が言うと

「ノープロブレム、レイコハ、ナニモシナクテイイデス」

メイドが週二日、料理と掃除をしてくれる。朝はパンとコーヒーだけ、それも彼が自分で用意する。一人暮らしが長かった彼は、自分のことは何でもできた。

麗子は本当に何もすることがなかった。

（今までずっと、三交替で病棟を走り回っていたんだから、今は神様がくれたご褒美タイムだわ）

そう自分に言い聞かせて、スポーツジムとエステとネイルサロンに通った。英会話教室は彼が日本語で話してくれるので、あまり必要とは思えなかった。

彼の法律事務所は企業の顧客が多く、ほとんど残業もなく、定時に帰宅して、着替えてから二人でレストランに行く。ゆったりとした時間が流れた。

海外旅行は年二回の約束で、「今年は二回ともハワイなの？　つまらない」と麗子がすねて見せると、マークは「ネクストイヤーハ、ウイーンネ」と麗子の髪をなでた。

私、大田加奈は、四月に子ども家庭支援センターから高齢者福祉課に異動してきた。

高齢者福祉課には四人の保健師が配属されていて、それぞれが地域包括支援センターを担当している。地域包括支援センターとは、高齢者の介護の相談や介護保険の申請、認定調査などを行っている相談窓口である。

保健師は、地域包括支援センターを巡回して、職員から対応が困難な事例の相談を受けていた。

困難事例とは、一人暮らしの高齢者が認知症のようで家の周りにゴミが増えていると近隣の人から相談があったり、家族がメンタルの病気で高齢者に適切な介護を受けさせないとか、年金搾取や身体的虐待があったり、病気、生活、経済、家族関係などでさまざまな問題を複合的に抱えているケースをいう。

担当することになった西部地域包括支援センターに異動の挨拶に行くと、宮田センター長から早速困っているケースがあると相談された。

公営住宅で妻と二人暮らしのアメリカ人で、数年前に若年認知症と診断されていた。以前は日本語も話せていたが、徐々に記憶が失われ、今では英語しか通じなくなっていた。五十四歳と若く体力もあって、妻一人では徘徊を制止できなくなっている。しかし妻以外の人には怒って向かっていくため、ヘルパーや訪問看護師などの介護サービスを導入できないので困っているという。

先週の夜中に、妻が腹痛を起こして救急車を呼んだ。駆けつけた救急隊がドア越しに呼びかけたその声に彼が興奮して「オオッ、オオオゥ」と拳を振り上げて玄関に向かっていくため、妻はドアを開けられず、「すみません、帰ってください」と救急隊を返してしまったという。

「奥さんの腹痛は大丈夫なの？」

私は社会福祉士の資格を持つ宮田さんに聞き返した。

「奥さんは元看護師で、腎結石の持病があるそうです。いつまた痛みが来るか分からない状態なんですけど、受診はしていません。『彼を置いて病院に行かれない』と言うんです」

「奥さんが受診する間、代わりに彼を看てくれそうな人はいないの？」

「いないですね。奥さんの実家は青森で、母親も高齢だそうです」

「普段の買い物とかはどうしているの？」

「外から鍵をかけて、彼を軟禁状態にして出かけるそうです。短時間ならそれも仕方ないけれど、病院は半日かかりますからね」

「介護保険の認定は？　面接調査もあったでしょう？」

「調査は介護保険課の人と私が行きました。奥さんから『言葉は通じないし、怒り出すと危険だから』と言われたんですが、ご本人に会わないと調査できませんと言って中に入れてもらったんです。怖かったですよ。険しい顔で檻の中のゴリラみたいにウロウロ歩き回っていて、私たちに気付くと大きな声でうなりながら向かってくるんですから。すぐに外に出て、あとはもう、奥さんからの聞き取りでした」

宮田さんは、思い出したように肩をすくめた。

認定結果は、要介護四。介護度は五が一番重く全介助の寝たきり状態、四も日常生活はほぼ介助を要する状態を指している。

「奥さんは、またいつ痛みが起きるか分からないんでしょう？　結石かどうかも分からないし、検査は必要よね」

私はあごに手をやりながらつぶやいた。

「もし奥さんが入院にでもなったら、彼はどうする？　ショートステイを利用するしかないよね。でも英語でお世話してくれるところなんてあるかしら？」

「暴力行為があるとなると、ショートステイは無理じゃないですか？」

宮田さんが首を振りながら言った。

「そうよね。そうなったら精神科の病院に社会的入院？　受け入れてくれる病院あるかしら？　いずれにしても奥さん以外の人に慣れてもらわなくては、今後ケアを受けられないでしょう？　とにかくご本人たちに会ってみましょう。訪問日の約束を取り付けてくれない？」

すぐに宮田さんが奥さんに電話した。

「来てもらっても興奮したらドアを開けられないかもしれないし……。本当に私以外の人はダメなんです」と訪問を断られかけたが、「ダメなときはそのまま引き上げますから」とやや強引に約束を取り付けた。


五月晴れだった。連休中には少なかった車の数も、またいつも通りの混雑に戻っていた。

マークさんと麗子さん夫妻が住んでいる所は、前の東京オリンピックの頃に建てられたという公営住宅の三階だった。「インターホンは押さないで」と電話のときに言われていて、約束の時間になると中から麗子さんがドアを少し開けて顔を出した。マークさんは奥の部屋にいるという。ドアをそーっと開いて、私たちは足音を忍ばせながら靴を脱いだ。まだマークさんに気付かれていない。上がりかまちで身をかがめて気付かれないように中の様子をうかがった。

下駄箱の上には、何かのパーティーで、黒いスーツに蝶ネクタイをした小太りの男性と髪をアップにして赤いロングドレスの女性が並んでグラス片手に微笑んでいる写真が飾ってある。今、目の前にいる麗子さんはグレーのトレーナーの上下でお化粧もなく、長い髪を後ろに束ねていた。スリムな身体はいっそう細くなっていて疲れを表していた。

マークさんは焦点が合わない視線を宙に泳がせながら無表情で、部屋の中を歩き回っている。私たちは気配を消しつつ、しゃがんだまま少しずつ部屋の中に移動してリビングのテーブルの脚下まで来た。後ろにいる宮田さんにまだ座っていてと手で合図して、私はゆっくりと立ち上がった。マークさんは歩き続けている。まだ気付かれていない。そっと椅子に座り、宮田さんも続いて座った。そして、三人で彼の様子をうかがった。

六畳くらいのリビングの向こうには六畳と四畳半の和室が並んであって、その向こうにベランダがある。家具は六畳間に整理ダンスが一つ、四畳半に三段ボックスが二つあるだけだった。

マークさんが私たちに気付いた。「ウー、オー」と言葉にならない声を上げてこちらに向かって歩いてくる。麗子さんが「マーク、ドントウォーリー。ゼイアー、マイフレンズ。ティータイム、ティータイム」となだめた。

「フレンド……フレンド……」

彼はつぶやきながら、小さな歩幅で向きを変え、あっさりと和室の方に引き返した。しかしすぐまた、向きを変えてこちらに来る。

「オーケー、トゥデイ、ホームワーク。プリーズシッダウン」

麗子さんの英語は簡単な単語を並べるだけの中学生レベルだった。彼の両手を引いてダイニングの椅子に座らせ、チラシの裏面とボールペンを彼の前に置いた。彼は震える手で、チラシの端にMark apple hamburgerと薄く書いた。

すると顔を上げ何かを思い出したように立ち上がった。そしてまた和室に向かってすり足で歩き出し、敷いてあった蒲団の上でぴたりと止まった。麗子さんが「マーク、ゴローン、ゴローン」と言うと、彼はしゃがんで薄い上掛けの両端を持ち、顔に被せるように仰向けに寝転がった。麗子さんがカセットデッキのスイッチを入れると澄んだ女性の歌声の童謡が流れた。

「童謡を聞かせていると、おとなしくなることがあるの。時々、涙を浮かべていたりして、少しは分かるのかしらね」

マークさんは玄関の写真のかっぷくの良い男性と同一人物とは思えないほど痩せていた。七十キロ以上あった体重が、今は五十三キロに減っている。元々糖尿病があるが、最近は血液検査もしていない。麗子さんは「食事制限しているから大丈夫よ」と言うが、テーブルの上にはジェリービーンズとヌガーが入った籠が置かれていて、興奮したときはこれを口に入れると機嫌が直るのだという。

アメリカの施設にいるママには電話で彼がアルツハイマー病になったことを伝えた。でもママがなにをしゃべっているのか分からないので、それ以降は連絡をしていないが、時々向こうからお菓子が送られてきている。

昨年、マークさんは入院していた。自発語もなくなって意思疎通が難しく、時々興奮して暴れるようになって、それを何とかおとなしくならないかと、麗子さんが精神科専門病院であるS病院に相談し、入院して薬の調整をすることになった。認知症病棟の患者は七十代、八十代のお年寄りばかりである。五十三歳の彼は個室で、柔道着の帯のような幅広のひもで胴と手足をベッドに縛りつけられた。それを見た麗子さんは主治医や看護師長に、「身体拘束をしないでください。何も悪いことをしていないのに縛られるなんて、かわいそうじゃないですか」と訴えたが、じっとしていない彼がベッドから転落する危険性や、部屋から出て他の患者さんに暴力を振るう危険があるので仕方ない処置だと説明された。

「私が付きっきりで見ているので拘束ベルトを外してください」と申し出て、麗子さんは毎朝病院に行き、夕食の介助が終わるまで彼に付き添った。病院では喉に詰まらせる危険があるからとおかゆ食だったが、それにも麗子さんは、「マークはオートミールが大嫌いなの。おかゆも嫌いだから、パンに代えてほしい」と要望し、三食パンは対応できないと言われると、ハンバーガーを買ってきて病室で二人で食べていた。排泄も「私が誘導すればトイレでできます。おむつは使わないで」と言い張り、病院で出される薬にも「これを飲ませると、一日中とろとろと眠ってしまって寝たきりになるからやめてほしい」と医師に訴えた。

昼間は彼と腕を組んで回廊になっている廊下を何周も歩き、「今日はたくさん運動したから、眠剤は飲ませないでください」と看護師に指示して帰るため、看護師の間では〝クレーマー妻〟とうわさされていた。

結局麗子さんは、彼を治療半ばで家に連れ帰ってきたのだった。

「入院していても私が看ているから家にいるのと変わらないの。だって、今どき身体拘束する病院なんてないでしょう？　彼は縛られるような人じゃないのよ。病院の方がおかしいのよ」

今は、往診してくれる精神科医に、彼女の好みの薬を出してもらっている。

「ねぇ大田さん、島根に『やまさとの家』っていうグループホームがあるの知ってます？テレビで見たの。認知症の人たちが一軒家で制約のない穏やかな共同生活を送っていて、マークをそこに連れて行きたいの」

まるで夢見る少女のような笑顔で話した。今のマークさんが共同生活なんて到底無理な話である。第一この状態で、飛行機や新幹線におとなしく乗って行けるとは思えない。それにかかる費用を考えても夢のような話である。

こう話している間も、マークさんは寝転んだり起き上がったり、リビングと和室をウロウロと何度も往復している。彼がキッチンの方に行けば、麗子さんも後について行って「ウォーター？」とコップに水をくんで渡し、一口飲んではまた反対の方に歩いて行って落ち着かなかった。このような状態のマークさんを、一日中麗子さん一人で介護していると思うとその大変さが伝わってくる。

「私ね、悪い奥さんだったの。彼が、『ヘルプミィ、オフィスデ、ボクヲサポートシテ』って言ってきたときに、『結婚するとき、あなたが働かなくていいって言ったんでしょ？ 約束が違うじゃない。もっとちゃんと働いて』って言っちゃったの。病気だなんて全然気付いていなくて。彼は私にすごく良くしてくれたのに、悪いことしちゃったなって思って。だから今、罪滅ぼしっていうか、恩返ししているの」

そう言って、無言で歩き回る彼の背中を優しい目で見つめた。

「彼、病気の初期のころ、仕事でミスして訴えられちゃって、マンションや家財道具を売り払って弁償したの。残ったお金で引っ越して。それも使い切っちゃって、去年からここで生活保護。役所の人から『彼を施設に入れてあなたが働いたら』って言われたんだけど、彼、私しかダメなのよね。私も彼と離れるなんて考えられないし」

タワーマンションでのセレブな暮らしから、老朽化した公営住宅で生活保護に変わってしまった。十数年間の結婚生活は、まるでジェットコースターのようだったと言う。

「でもね、こんなふうになったことを、マークが分からなくなっていてよかったと思うのよ」

訪問を終えて、路上で宮田さんとこれからのことを検討した。

「今日は襲いかかってこなかったけど、この状態が二人にとってベストなのかしら？　でもこれからのことを考えると、他の人も入らないと奥さんが潰れちゃうよね。マークさんがもう少し他人を受け入れられるようにならないかしら？　往診の半田先生に聞いてみる？」と話しかけると、思わぬ返事が返ってきた。

「あのー、大田さん、こんなときになんですけど、私、六月いっぱいで退職するんです。後任もまだ決まっていなくて。他のケースの引き継ぎもあって、代替で出せるスタッフもちょっと難しいです。本当にすみません」


彼の主治医である半田医師は、今年初めごろに、同僚の保健師の依頼で統合失調症の疑いで受診を拒む女性のところに往診してくれていた。医師が本人と夫に治療するように説得して、薬を飲み始めると見違えるほどに良くなり、不登校だった三人の子どもたちも新学期から登校するようになっていた。この話を聞いて、私は半田医師に厚い信頼を寄せていた。

私は、半田メンタルクリニックに行き、奥さんが急病のとき、マークさんが興奮してしまい、救急車を返してしまったエピソードを話した。

「この奥さんには、ぼくも困っているんですよ。往診しても、患者に会わせてもらえない。奥さんが薬だけ取りに来るけれど、あれはいらない、これを出してほしいと指示してくるし、それさえもきちんと飲ませていない。適切な医療といえないですよ」

いつもは冷静な先生の様子がおかしい。

「大田さんね、これ、妻による医療ネグレクトですよ。この話は僕からの虐待通告ですからね。区はどうするんですか？　対応しなければ、区を訴えますからね！」

半田医師が声を荒らげて詰め寄ってくる。マークさんが少しでもおとなしくなるように薬の調整をしてもらえないかと相談しに来たのに、思わぬ展開に戸惑ってしまった。

そうは言っても、マークさんを看ているのは麗子さんだし、それも看護師という専門資格を持っている人である。虐待というよりも、彼を愛すればこそのような気もする。

これは虐待に当たるのだろうか。


五月末のある日、突然麗子さんが、高齢者福祉課の相談カウンターに現れた。

「大田さん、もうダメ！　無理！　マークを看るのは限界だわ。マークをどこかに入れてくれない？」

「何があったの？」

「寝ないのよ。三日三晩付き合ったけどもう限界。興奮して暴れるから、押さえつけたら、こんなになっちゃって」

そう言って両袖をまくって見せた。青いアザが五か所できている。

「興奮を抑える薬は飲ませたの？」

「あの薬はダメ。よだれ出してフラフラになって歩けなくなるんだから。半田先生に言っても変えてくれないのよ。病院を替えた方がいいかしら？」

「マークさんを病院に連れて行けるの？　待合室で待てる？　この辺りで往診してくれるのは、半田先生以外いないよ」

「やっぱり、あの先生しかいないかー」

「そうよ、他にいないもの」

「分かった。今からクリニックに行ってくる」

「あれこれ選り好みしないで、先生の言われた通りにお薬を飲ませるのよ」

麗子さんは、鍵をかけて閉じ込めてきたマークさんが気がかりで、早口でしゃべって慌ただしく去っていった。

今後、マークさんが介護サービスや入院ケアを受けられるようになるためには、妻以外の人に慣れることが課題である。


六月に入って再び訪問した。マークさんが妻以外の人に慣れるか、やってみるしかない。今度は私一人である。マークさんが興奮しないかと不安で緊張する。

玄関の前に立つと、自動のようにドアが開いた。ちょうどマークさんを散歩に連れ出すところだという。麗子さんは、マークさんの足腰が弱くならないように毎日、長時間の散歩をさせている。一時間以上歩くと、眠剤を使わなくても夜寝てくれることも経験で知っていた。古い公営住宅は、エレベーターが後付けで設置されているが、彼が他の人と一緒に乗ることができないため、いつも階段を使っている。運動になるからその方がいいのよと麗子さんは笑いながら話した。

「ワン、ツー、ワン、ツー」

腕を絡めて、かけ声をかけながら一段一段下りる。そして駐車場に着いて左に曲がり住宅街に入った。私はその後ろから少し離れてついていった。マークさんは、あごを突き出し、背中を丸めて原人のような姿勢で歩き続けた。止まっている車があれば近づいていき、人を見ればそちらに「ウッ、ウッ」と声を上げて、近づこうとする。麗子さんは、反対側の紫陽花を指さして、「マーク、ルック、フラワー、フラワー」と彼の腕を引き寄せた。私は、二人の背後から少しずつ距離を縮めて、彼の横に立ち、そしてそーっと腕を組んだ。怒り出すのではないかとドキドキしたが、マークさんは全く気にも留めないで、前を向いたまま歩き続けた。

遊歩道に入ると幼稚園帰りの男の子がベビーカーを押しているママと歩いていた。ママはマークさんに気付くと男の子の手をつかみ、気味悪そうによけていった。

「前にね、通勤時間で駅に向かう男の人とすれ違うとき、マークが『ウオー!』と拳を振り上げて襲いかかろうとしたの。相手もびっくりしたんでしょうね。『危ないじゃないか！外に出すな！　家の中に閉じ込めておけ！』って怒鳴られたことがあるの。それからは、なるべく人通りが少ない時間を見計らっているんだけどね」

麗子さんは寂しそうに話した。

大通りに出ると車がひっきりなしに走っている。マークさんは、歩道を右に左にヨロヨロと歩いた。車道に出そうになって二人で力ずくで引き戻した。

小一時間かかってようやく戻ってきた。駐車場で「じゃあ、私はここで、ミスターマーク、グッバイ」と別れを告げると、突然マークさんは、私を引き寄せて優しくハグをした。

「私以外の人にこんなに優しく接するのを見たのは、初めてよ」

麗子さんは驚いたように言った。

「グッバイ、シーユー、アゲイン」

私が身体を離してそう言うと、マークさんは両手で握手をしてきて私の手を握ったままなかなか離さない。振りほどいて帰ろうとすると、今度は後を追って付いて来る。私が立ち止まるとマークさんも止まり、歩き出すとまた付いて来る。

「あらーっ、大田さんに懐いちゃったわ。こんなの初めてよ。すごーい」

それからすぐに麗子さんは、ショートステイの利用を考え始めた。そして、やまさとの家の医師が関与しているという都心の有料老人ホームに問い合わせた。公的な介護施設と違って、民営のショートステイは一泊二日で三万円以上する。生活保護の二人には高額な費用である。それでも麗子さんは「日にちはいつでもいいので」と二泊三日の申し込みをした。

およそ一か月後、ショートステイが決まった。麗子さんは「ひと晩でもゆっくり寝られたらいいの」と言い、昼間は付き添って、夜は家に帰ることにした。施設側は、夜間のスタッフを男性にしてマークさんの受け入れ態勢を整えてくれた。

夜八時、麗子さんが帰った後、マークさんが興奮し始め、大声を上げて個室の鍵のかかっているドアを叩き続けた。男性職員が二人がかりで制止するとますます暴れた。麗子さんは家に着くと同時に施設から電話を受けて呼び戻され、その晩は付き添って泊まった。翌朝、二日目をキャンセルしてタクシーで家に帰ってきた。結局、ショートステイといっても家にいるのと変わらなかった。

数日後、麗子さんがまた相談カウンターに現れた。

「大田さん、もうダメ。看られない」

左目の横から耳にかけて紫色になっている。右の前腕、二の腕にも赤い大きな打撲痕が複数あった。昨晩、マークさんが突然殴りかかってきた。今までもこのようなことがあったが、今回はなかなかやめなかったという。

「ここまでよく頑張ってきたじゃない。もう一人で看るのは限界よ。入院させましょうよ」

「でも前のS病院は嫌。身体拘束しない別のところを探してくれる？」

麗子さんはどうしてもそこだけは譲れなかった。

「探してみるけど……」

心当たりはなかったけれど、そう言うしかなかった。麗子さんはまた大急ぎで帰っていった。

「ねえ、マークさんの奥さん、アザだらけなの。マークさんの入院先を探すの手伝ってくれない？」

私は他の三人に声をかけた。

「やりますけど、あの奥さん、ご主人を離さないですよ。どうせまた連れ帰るんじゃないですか」

そう言いながら手分けして精神科病院のリストから、認知症病棟のある所に片っ端から電話をしてくれた。しかし、認知症病棟はどこも高齢者が対象で、若くて暴力的な患者は難しいと言われてしまう。

「そういう人は一般精神の閉鎖病棟じゃないですか」と断られ、一般精神の閉鎖病棟に問い合わせると「認知症の人は、認知症専門の病棟をあたってください」とまた断られてしまう。彼のような若年認知症の患者は、入院条件の狭間で受け入れてくれる病院がない。その上、英語しか通じないとなると、さらに条件は厳しかった。

私は麗子さんに電話した。

「十二か所当たったけれど。若年認知症のマークさんを受け入れてくれる病院は見つからないわ。前に入院していたS病院にもう一度頼んでみたらどうかしら？」

「だめよ。退院するとき、もう二度と入院させないって言われたんだもの。もっと他にも当たってくれない？」

「都内の病院はもうほとんど聞いてみたわ。他を探すとなると東京からどんどん離れていくし、連れて行くのも、あなたが面会に行くのも遠いと大変でしょう？」

「まだ感情があるマークをベッドに縛り付けるのは、人としてどうしても嫌なのよ。私のわがままかもしれないけど、もう少し探してくれない？　私もネットで探してみるから」

私たちは、神奈川、千葉、埼玉まで範囲を広げて病院に電話したが、結果は同じであった。

麗子さんは、インターネットで身体拘束をしない方針を掲げている埼玉の病院を見つけて、そこに入院させたいと言ってきた。問い合わせてみると、まずは外来の予約をして、初診と数回の再診をしてから入院の可否が決まるシステムだという。しかしマークさんを埼玉の病院まで何度も連れて行くことは、到底無理に思える。

私は、昨年入院していたS病院で主治医だった荒木先生に電話をした。荒木先生は医長という地位にありながら、長年保健センターの精神保健相談に嘱託で来てくださっていた。私も、自転車で一緒に家庭訪問をしたこともある。地域での患者の生活を一緒に考えてくれる、頼りになる先生である。

私は電話で、妻が腹痛で呼んだ救急車を返してしまったこと、ショートステイを失敗したこと、マークさんが興奮して妻に暴力を振るっていること、入院先を探しても見つからないこと、往診医から、妻が診察させずに勝手に薬を調整していることで医療ネグレクトと通報されていることを説明した。

「先生、もう一度入院させてもらえないですか」

「お困りなのは分かりますけど、あの奥さんがついていると看護師がみんな困るって言ってるんですよ。前回も結局、治療の途中で連れ帰っていますし。看護師長からももう絶対に受けないでくださいねって言われているし、うちも無理だろうな」

「先生、本当に二十か所くらいの病院に断られているんです。先生の所しか頼れる所はないんです。なんとかもう一度検討していただけないでしょうか」

無理なお願いで先生を困らせていることは重々分かっている。でも他にないのである。

「そうねー。あの奥さんが付いてこないなら、なんとか看護師を説得してみるけど」

「奥さんは、マークさんが入院したら、自分の結石の検査をすると言っていますし、そちらには行かないよう私から言い聞かせて約束させますから」

「うーん……明日また電話してくれる？」

私は、断られなかったことで、細い糸がつながったように感じた。

翌日に電話すると、荒木先生は「とりあえず奥さんを連れて病棟に来てください。話だけは聞きます」と事務的な口調で言った。外来ではなく、病棟で先生が会ってくださるというのだ。すぐに麗子さんに電話した。

「あなたは自分の身体をきちんと検査・治療することが先決よね？　今は十分休んで介護できる体調に整えること。その間はマークさんを病院に預けること。病院はどう探してもS病院しか受け入れてもらえないから、前回のことは謝って、入院中は病院には行かないこと。病院の方針には口を出さないこと。退院したら、必ずあなたのもとに帰ってくるから」と説得した。

「うん、大田さん、それしかない。私もう無理だもん。病院にお任せする。マークが縛られても、見なければ分からないし。ちゃんと頭下げてお願いする。一緒に行ってくれる？」

麗子さんは、思いのほか素直だった。

S病院は広い敷地の中に病棟が点在している。認知症病棟は、麗子さんにとっては昨年通い慣れた所である。病棟の入り口のインターホンを押すと、「今、開けまーす」と女性の声がして、中から看護師が鍵を開けてくれた。

入るとすぐ、広いスペースに長いテーブルが三列並んでいて、ちょうど食事が終わって、片付け始めているところだった。患者さんが十二、三人いるが、会話もなく、大きなテレビに往年の女優が亡くなったニュースが映っても、それを見ている人もいない。皆、表情がない。うつろな目でじっと窓の外を見ている人、背中を丸めて「がう、がう」とうなりながら歩き回っている人、来客に珍しそうに近寄ってくる人もいた。

しばらく待たされて、荒木先生が若い研修医を連れて現れ、回廊にある丸いテーブルに案内された。私が口火を切った。

「今日はお時間をつくっていただき有難うございました。奥さん、先生にご自分で説明して」とバトンタッチした。

麗子さんは、昨年退院した後、毎日散歩をしていて、眠剤がなくても眠れるようになったこと、好きなハンバーガーを食べて体重も増えて、ずいぶん良くなったことを話し始めた。

「奥さん、そういうことじゃなくて、袖まくって先生にお見せして、一番困っていることをお話しして」

私はさえぎって、本質に話を向けさせた。

麗子さんが袖をまくりあげると、青色から黄色に変わりかけた大小のアザが点在していた。顔のアザはずいぶん目立たなくなっている。

「もう一人では看られません。限界です。一か月でも二か月でも入院させてください。マークのことは病院にお任せします。口も出しません。来ません。入院させてください」と頭を下げた。

荒木先生は、カルテを広げて「薬を調整する間は本人に会えませんが、いいですね？」と念を押し、研修医に何か耳打ちして席を立った。私は研修医に、妻が買い物に出るときは鍵をかけて閉じ込めていること、妻が腎結石で発作を起こしたがマークさんが興奮してしまい救急隊を返してしまったこと、散歩中に他の人に襲いかかろうとすること、ショートステイでも暴れてダメだったことなど、エピソードを話して聞かせた。

荒木先生が戻って来た。

「今回の入院は三か月です。最初の一か月は面会禁止。その間に面会に来たら、そのときはそのまま退院してもらいます。いいですね？」

「よろしくお願いします」と麗子さんはもう一度頭を下げた。

その場で入院の同意書や洗濯の申込書を書き、入院時の持ち物の説明を受けて、手続きは終わった。ベッドが空いたら電話で連絡してくれるという。

病棟を出て、駅に向かいながら麗子さんは、「いいよね。死んだんじゃないんだから。また会えるんだから……」と自分に言いきかせるようにつぶやいた。

「まず自分の体の検査を予約すること。一か月間は絶対に病院に行かないこと。今回は先生に無理してお願いしたんだから。きっと先生は看護師長に頭を下げたのよ。約束は守ってよ。私の信用にも関わるんだから」

私は念を押した。

「青森で一人暮らししている母も具合が悪くて、一度帰ってやりたかったの。父のお墓参りも行ってないし」

「そうよ。少しマークさんから離れて、親孝行してらっしゃい」

「でも、紙おむつを届けるくらいならいいかな？」

「届けても看護師さんに渡すだけで本人には会わないこと。約束だから」

「おむつ嫌がるだろうなー。また縛るかなー。手首の皮がむけて可哀想なんだよね」

「見なければ分からない」

「薬で眠らせると、誤嚥性肺炎が心配なんだよねー」

「病院に任せる！」

強く言い返しながらも、麗子さんの気持ちが揺らいでいるのが伝わってくる。


七月末に入院が決まった。

入院の日は、地域包括支援センターの職員が手伝って、二人をタクシーに乗せてくれた。

そして私は、医療ネグレクトと訴えていた半田先生に入院したことを報告した。

麗子さんは、大学病院でＣＴ検査を受け、細かい結石が多数あるが、水分をたくさん摂って自然排泄を待つしかないという診断を受けた。そして、つかの間の夏休みとして青森に帰省していった。帰省の前日に病院に紙おむつを届けに行ったが、マークさんには会わなかったという。

八月一日、青森は集中豪雨であった。テレビで、道路が川のようになり、崖が崩れていくニュースを見て、私は麗子さんがお母さんと一緒にいてあげられてよかったと思った。

三日、荒木先生から電話が入った。

「大田さん、やっぱりダメだったよ。奥さん迎えに来ちゃった。昨日退院しましたよ」

麗子さんは青森に行っているはずなのに。豪雨で新幹線も止まっていたのではないか？

私はすぐに麗子さんに電話をした。

「聞いて、大田さん。大雨の音に紛れて、彼のヘルプの声が聞こえたの。本当よ。『ヘルプミィー』って聞こえたのよ。もう、じっとしていられなくて、夜行バスで帰って来ちゃった」

その後も、麗子さんは時々区役所の相談カウンターに来ては「先生がさ、薬使って寝かせろって言うんだけど、できないんだ。マークも可哀想だよね。私なんかに介護されて。ちゃんと薬飲ませてもらってたら、もっと早く分かんなくなっちゃうのに、もうちょっとこのまま頑張ろうねなんて生殺しにされてさ。でもさ、最期まで人間らしくいてほしいんだよ。私のわがままなんだよねー。私、変われないもん、仕方ないよね。もう少しがんばってみる。大田さん、話聞いてくれてありがとう。マークが待っているから、じゃあね」

ほとんど自問自答して、あっという間に帰って行く。

そうかと思うと、慌ただしく駆け込んできて「大変、もうダメ。どこか預けられる所ないかしら」と訴えた。周りで聞いていたスタッフは「またあんなこと言って、どうせ預けられないくせに」と眉をひそめた。それでも麗子さんが介護疲れで潰れてしまわないように、支えるしかなかった。

何回目かのときに、私はこれから先のことを考えて、特別養護老人ホームの申請を勧めた。それは九月末が締め切りだった。この間のショートステイのことを考えると施設側が受け入れてくれるか難しいが、いつか在宅介護ができなくなるときが来る。そのときは今よりもおとなしくなっているかもしれない。申し込みをしておかなければ入所のチャンスはないのだ。麗子さんは「順番が来ても、まだ大丈夫そうなら、断ってもいいんでしょう？」と言いながら、渋々申請書を書いた。

特別養護老人ホームは申請を受けると、本人の介護度や介護者の健康状態、就労の有無、経済状態などの条件をポイントに換算して優先順位を決めるのだが、待機者も多く、中には数年待っている人もいる。

「まあそうね。なかなか空かないし、もし順番が来て声がかかったら、そのときに考えることにしましょう」

その後も麗子さんは、時々突然に現れては、たまった疲れを吐き出した。

「訪問しようか」と言っても、「いいよ、大田さんも忙しいでしょ。大丈夫」と去っていった。

「ねえ、聞いて。この前、マークに『ハニー、マイ スイートハニー』って呼びかけたら、笑ったのよ。本当よ」

「ハニーって男性が女性に言うんじゃないの？」

「そうね。『マタ、キミノエイゴ、マチガッテマス』って笑ったのかな。それとも『ソレハ、ボクノセリフデショ』って笑ったのかな。またマークの笑顔見たいなー。笑ってくれないかなー。たまにはこんな報告もね。じゃあ」

徐々に現れる回数が減ってきて、区役所より近い地域包括支援センターに行くことが増えていった。

半年が経過したころ、地域包括支援センターから、マークさんが区内の特別養護老人ホームに入ったと報告を受けた。もう興奮して暴れることもなく、促されるまま動く人形のようになっていて、老人ホームでも受け入れが可能になっていた。

ようやく麗子さんは二十四時間の介護から解放された。そして、生活のために保育園で看護師のアルバイトを始めた。しかし子どもたちの世話をしながらも、マークさんのことが頭を離れず、結局、フルタイムから早朝だけの短時間アルバイトに変わった。

今も麗子さんは、毎日老人ホームに通って、昼から夕食まで付き添い、家には寝るだけに帰っている。相変わらず施設への注文も多くスタッフを困らせているらしい。

「週一回、外出許可をもらって、散歩がてら歩いて家に帰ってくるの。そして二人でお風呂に入るの。だって彼、私しかダメなのよ」

少しふくよかになった麗子さんはうれしそうに報告して帰っていった。

第十二話　手紙

――末期がん――

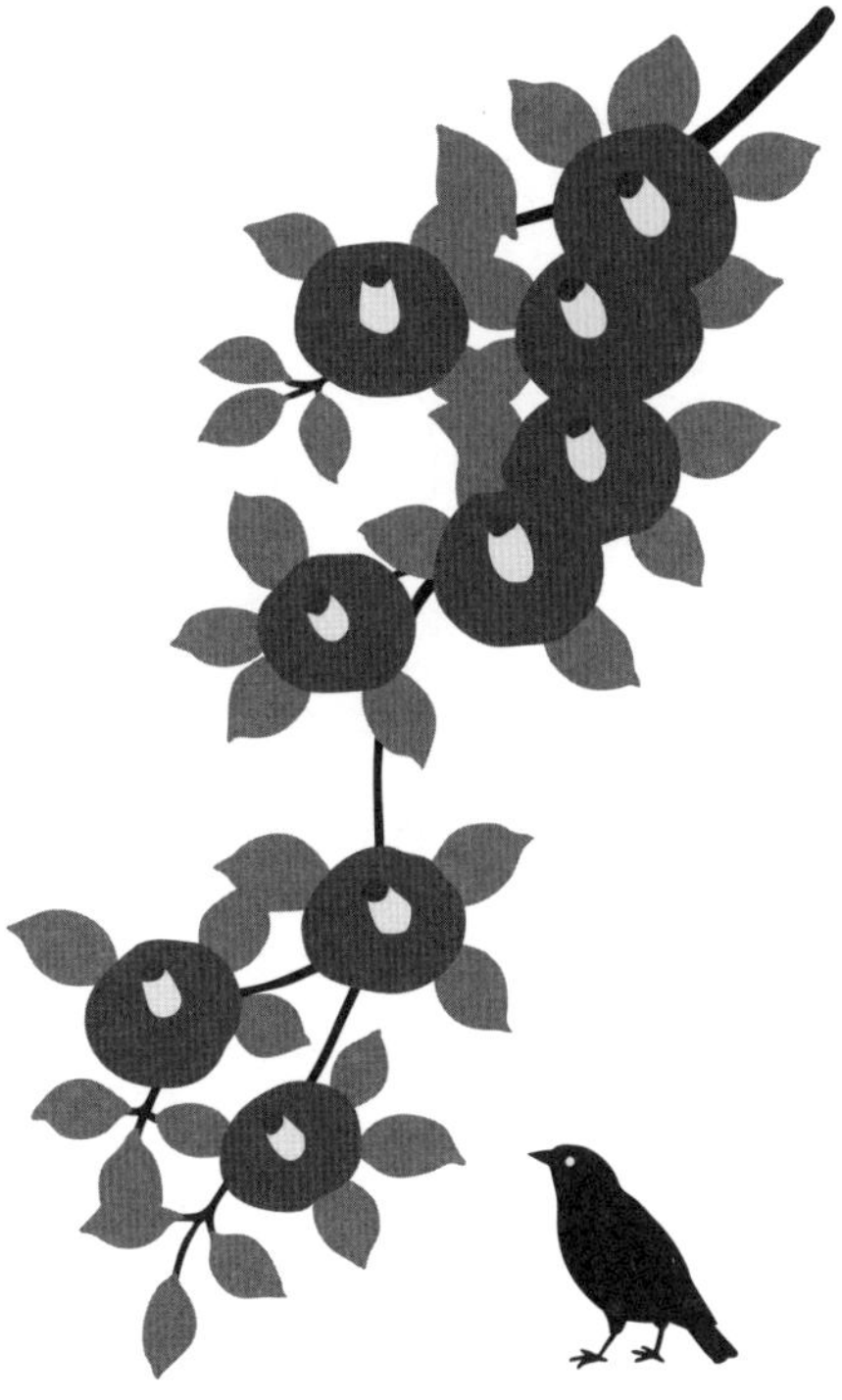

一

薄い煙がゆらゆらとのぼって、入道雲に吸い込まれていく。山の中腹にある小さな焼き場の前で、一枝は青い空を見上げた。

ばあちゃんが死んだ。

「ワシが死んだら、一枝はひとりぼっちになるで、元気でおらんとな」

いつもそう言っていたのに。本当に一人になってしまった。おとといまで、いつもと変わらぬ朝だった。

「起きなーよー」

ばあちゃんのゆっくりとした口調。ふとんの中でまどろみながら、かまどのちょっと煙たい匂いに混じって、ご飯の炊ける香ばしい香りが鼻を通って覚醒に導いてくれる。一枝はこの時間が好きだ。

「ほら、早う顔洗って、卵取ってこいや」

一枝はセーラー服に着替えて、裏の鶏小屋からまだ温かい卵を拾い集めた。小川にはばあちゃんが畑から取ってきたトマトが冷やしてある。

家に戻ると、ばあちゃんはいろりの横でゴザ座布団を三枚つなげて横になっていた。

「ばあちゃん、何してんの？」

一枝は土間から上がって顔を覗き込んだ。ばあちゃんは「ちょっと、気分が悪い……うーん」とひとつうなって動かなくなった。

「ばあちゃん……ばあちゃん！」

肩に触れて呼んでみた。身体を揺すってはいけないような気がした。一枝は外に走り出て、隣のおばさんを呼びに行った。

それからはよく覚えていない。医者が来たときはもう息をしていなかった。年寄りの医者から「頭が痛いとか、胸が苦しいとか言わなかったか」と聞かれたように思う。「ばあちゃんは、何も言わんかった」と小さく答えると。医者は「脳溢血かのう？　それとも心臓病じゃろうか」と首を傾げた。

五年前の春、一枝が小学三年生、弟の雅男が五つのとき、お母ちゃんと三人でばあちゃんの家に遊びに行った。ばあちゃんの家はバスを降りて坂道をうんと上った、山の上の方にあった。

お母ちゃんとばあちゃんが話している間、一枝は雅男と庭で放し飼いの鶏に道端の草を摘んでは食べさせた。くちばしの前に差し出すと鶏が追いかけてくるので二人は笑いながら逃げ回った。それから山羊にも草をやった。よだれを出しながらすぐに食べてしまうので、山道を登って草を取りに行った。

気がつくと雅男がいない。あたりを見渡すと、お母ちゃんと雅男が背を向けて速足で坂道を下っていくのが見えた。

「おかあちゃん、おかあちゃーん、まさおー」

呼んでも、二人は小走りに駆け降りていく。

「やだー、おかあちゃん、一枝も連れてってー」

ありったけの大きな声で叫んでも、聞こえていないようだ。雅男の紺色のビロードのオーバーコートが、どんどん小さくなっていった。

ばあちゃんが、「一枝はワシと一緒にここにいるんだ。いいか、分かったな?」と一枝の肩をつかんで言った。なんで? なんで? 雅男はお母ちゃんと一緒で、私ばっかりばあちゃんと?

一枝は涙が止まらなかった。

数日して、一枝はばあちゃんに聞いた。

「おかあちゃんは、ご用が済んだら迎えに来るよね?」

ばあちゃんは困ったような顔をして、一枝の顔を覗き込んだ。

「いいか、一枝。お母ちゃんは迎えにこない。お前はずーっとばあちゃんと暮らすんだ。ばあちゃんが死んだら、お前は天涯孤独、ひとりぼっちになる。でも大丈夫だ。ばあちゃんがいつまでも元気でいるから」

学校が夏休みに入り、隣のおばさんの家に卵を届けたとき、おばさんが誰かと話していた。

「富江さんも、男の子だけを連れて行くなんてねぇ。新田の満月堂という菓子屋に後妻に入ったそうじゃないか。一枝ちゃんも可哀想だよ」

(おかあちゃんが、町にいる。逢いたい)

一枝はばあちゃんに内緒で、春に来た道を下ってバスに乗り、終点の小さな町で降りた。駅前の通りは左右に店が並んでいる。衣料品店、ラヂヲ店、薬局。菓子屋が見つからない。商店街のはずれから一本裏通りに入ると満月堂はすぐに見つかった。

そーっと覗いてみると、女の人が背中を向けて電話をしているのが見えた。

「おかあちゃん」

小さな声で呼んでみた。お母ちゃんは一枝に気付くと驚いた顔をして、あたりを見渡し、悲しそうな目をして顔を左右にゆっくり振った。金魚鉢のようなお菓子の瓶が並んでいる間から手を伸ばして、百円札を一枚、一枝の手に握らせた。そして手の甲を向けて追い払うような仕草をした。

一言も声をかけてもらえなかった。

よく来たねと抱きしめてくれると思ったのに。

一枝は、二、三歩後ずさりして、わーっと泣いて駆け出した。

焼き場の前には、民生委員の桑原さんと元庄屋で村長の吉田さまがいた。吉田さまは、ばあちゃんの家の地主だった。
「こんなときでも、娘さんは来んのかのう」
「これから、一枝はどうしたもんじゃろう」

二

クリスマスのイルミネーションで賑やかな街並みもひとつ角を曲がれば光は届かない。夕方五時で真っ暗になるこの時期は、心も重くなる。私、大田加奈はこの時期が一番嫌いである。

高齢者福祉課で私は二つの地域包括支援センターを担当していた。今日の午後は、地域包括支援センターでケース会議があった。ケアマネジャーやサービス業者から地域包括支援センターに相談があったことを聞き取ったり、困難事例の対応について行政としての方針を示したりする会議である。

そこで池田看護師から相談された事例は、一人暮らしの男性のことだった。

名前は田中雅男さん、六十四歳。

先週末、大学病院のケースワーカーから地域包括支援センターに電話があった。末期がんで入院中なのに勝手に外出して戻って来ない患者がいる。携帯に電話をしても出ないし身寄りも無いと聞いていて、心配なので様子を見に行ってほしい。できれば病院に戻るよう説得してほしいということだった。すぐに池田看護師が訪問したが、マンションの入り口がオートロックで中に入れないのだという。

「行っても入れないんですよ。どうしたらいいですか」

「管理人さんは？」

「いないです」

「がんの末期と言っても、まだ動ける訳ね？」

「ＡＤＬはよく分かりません」

「初発はどこで、今の症状はどんななの？」

「それも聞いてません」

池田看護師は眉間にしわをよせて首を振った。

病状は本人に知らされているのだろうか。痛みは？　食事や水分は摂れているのか。服薬は？　治療をしないという生き方を選択する人もいるだろう。最悪の場合は自殺の可能性もある——私は最悪のシチュエーションも想像して、一緒に家庭訪問することにした。


田中さんの住まいは、古い公団住宅を建て替えたばかりの高層マンションだった。高台にあって、道路から幅広い階段を上るか、脇の緩やかに曲がったスロープを上って広いエントランスに出る。玄関のドアは全面ガラスで、その右脇に地面から生えたようなインターホン用のボタンが立っていた。

田中さんの部屋番号と呼び出しボタンを押した。しばらく待っても何の応答もない。部屋の中で倒れているのかもしれない。そんな不安にかられた。

もう一度インターホンを押してみる。

「前のときもこうだったんですよ。どうします？」

池田看護師が言った。

「明日来ても同じよね。何とか中に入れる方法はないかしら？」

午後の二時、人の出入りはない。仮に誰か住人が入るときに紛れて一緒に入ったとしても、不法侵入と言われそうである。

警察に事情を話して、一緒に立ち入ってもらうか。

「大田さん、今日は諦めましょう」

池田看護師の声に促され、私はマンションを後にした。

役所に戻って、公団住宅の管理事務所に電話で「体調不良の人がいて連絡が取れず心配なので、何とか連絡を取る方法はないか」と聞いてみた。

すると、及川さんという巡回の管理人が週二回、受付にいると教えてくれた。偶然だが、及川さんとは面識があった。以前に他の公団住宅で「物が失くなった」と夜昼構わず、隣近所の家に訴えに行く認知症のおばあさんがいた。困った隣人から管理事務所に苦情があり、及川さんが役所に相談に来て、そのとき応対したのが私だった。

短い挨拶の後、田中さんのことを話すと、「あの人、具合悪いんだろう？　足を引きずっていてね、歩きにくそうなんだよ。二度ばかし買い物を頼まれたことがあって、大丈夫かな？って思っていたんだ」と及川さんも心配していた。

「部屋の中で、孤独死してたりしたら困るからね。一緒に見に行ってくれるとこちらも助かるよ」と向こうから訪問を要請してきた。及川さんは、火曜と木曜に管理人室にいるので、中から開けてくれると約束してくれた。

次の火曜日、再び池田看護師と一緒に訪問し、及川さんに中から開けてもらってようやく建物の中に入れた。

「大田さん、ちょっとこっち見てよ」と及川さんは、入り口の裏側にある郵便受けに手招きした。

「最近、郵便物も取りに来てないんだよ。もう溢れちゃって、散らかって困るんだよ」

田中さんの郵便受けは、はがきや封書、チラシがぎゅうぎゅうに詰め込まれていて、床にも電話会社の請求書やローン会社の督促状がこぼれ落ちていた。それからエレベーターで十一階に案内してくれた。田中さんの部屋は降りてすぐ、右斜め前にあった。

インターホンを押した。しばらく待って、もう一度押しても応答がない。三人で顔を見合わせながら、及川さんがドアノブを回すと、鍵は開いていた。

私と池田看護師がそーっと玄関に足を踏み入れた。

「田中さーん、いますかー、田中さーん」

すると、遠くでかすかに「はーい」と低い声がした。

「入りますよー」

靴を脱いで上がると、玄関の右手に廊下が伸びていて、廊下の左にはトイレ、右にお風呂場と洗濯機があり、その先に進むとキッチンで、左手にリビングの空間が開けた。

フローリング一面に新聞紙が敷いてあり、真ん中の蒲団に田中さんは横たわっていた。蒲団の周りは食べ残したのり巻きのパック、ズボンやトレーナー、週刊誌、小銭などが散乱している。

田中さんは白髪交じりの髪もひげも伸び放題で、年齢よりずっと老けて見えた。蒲団からはみ出している右足は素足で、まるで空気入れで空気を入れたように皮膚のシワがなくなるほど腫れている。

「この足はどうしたんですか」

「足のつけ根からパンパンに張って膝が曲がらなくて、なかなか立ち上がれないんです」

声は意外にしっかりしている。

「痛みは？」

「ありません。なんとかやっと起き上がっても右足が重く、引きずりながら壁に伝い歩きで、トイレもやっとです」

オートロックの解錠ボタンはキッチンの壁の高い所にあり、立ち上がらなければ手が届かないため押せない。

「病院のケースワーカーさんが心配していて、連絡をくれたのよ。それで来たの。今日はたまたま管理人さんがいたから中に入れたのよ」と経緯を話すと、田中さんは「放っておいてください。どうせもう治らないんだから」と天井を見つめながら言った。

「誰かお身内の人はいないんですか」

「いません。ぼくは結婚もしてませんし、天涯孤独の身ですから」

「お食事は、どうしているの？」

「公認会計士をしている友達に家の鍵とキャッシュカードを預けていて、パンやおにぎり、飲み物を買ってきてもらっています。でもその友達も年末から三月までは確定申告の仕事で忙しくなるから、そろそろ他の人に頼んでほしいと言われています」

「それならなおのこと、病院に戻るのはどう？」

「いや、いいです。このままで」

「じゃあ、介護保険を申請して、食事だけでも配食サービスを利用するのはどうかしら？ヘルパーさんに来てもらって部屋を掃除してもらうこともできるのよ」と説明すると、脇から池田看護師が「大田さん、オートロックを解錠できなければ、部屋に入れませんよ。介護サービスの事業所は鍵を預かることはできませんし」と口を挟んだ。

「それなら管理人さんがいる日にサービスを組んで、入れてもらうのはどうかしら？」

「今は友人がやってくれているので、介護サービスはいらないです」

「でもその人、お忙しいんでしょう？」

「大丈夫です。また来てくれますよ」

枕元に開いたままの通帳が見えた。残高二百三十七円。郵便受けの督促状も見えていたので経済的困窮がうかがわれた。

「お仕事は何をしていらしたの？」

「今も公認会計士として、二社と契約をしています。入院中はその友人に代わりを頼んでいますが、いつまでもそうしているわけにはいかないので、早いとこ会社に行かなきゃならないんです」

玄関にも出られないこの状態で出勤なんてとても無理な話である。

「田中さんのお気持ちは分かりました。今日は帰ります。でもまた木曜日の午後に来ますね」

拒否はなかった。二日分の食べるものがあることを確認して、引き上げることにした。

マンションを出て、池田看護師とこれからの方針を話し合った。今は会話ができるが、そう遠くない時期に意識がなくなることも予測される。当面、地域包括支援センターが管理人さんのいる日に安否確認の訪問をし、役所は親族調査をすると役割分担した。

認知症や障害で判断力がなくなったときには、後見人が本人に代わって金銭管理や契約行為などの生活の支援を行う制度がある。その申し立ては親族が家庭裁判所に行うが、四親等以内の親族がいないときには市区町村長が申し立て人になることができる。そのため役所では、公的権限で親族調査を行うことができる。

親族調査は本人の戸籍を取り寄せ、そこから父親、母親、きょうだいの戸籍をたどる。伯(叔)父、伯(叔)母を調べ、そこから甥、姪を追っていく。そこまでが四親等である。結婚して戸籍が抜かれているときは、婚姻先まで追いかけるため、一件一件照会文書を出して、返事が届いては、またその先に文書で問い合わせる。

およそ一か月かかって、お姉さんがいることが分かった。お姉さんは二回結婚して、五回転居していた。そして今は伊豆の温泉地に住んでいる。

なぜ田中さんは「天涯孤独」などと言ったのだろう? 仲が悪く絶縁しているのか。それとも迷惑をかけたくないと思ってそう言ったのか。

私は、お姉さんの望月一枝さんに手紙を書いた。

〈突然のお便りで驚かれたことと思います。私は、X区役所の高齢者福祉課の大田と申します。実は、当区にお住まいの田中雅男さんのことでお話ししたいことがございます。できましたら至急ご連絡をいただけないでしょうか。お待ちしております。〉

三

一枝は、吉田さまの家に引き取られた。吉田さまの小作人として住まわせてもらっていた家も返すことになった。吉田さまのお屋敷には使用人が六人いて、一枝は他の女中と一緒に蚕棚のあった屋根裏部屋に寝ることになった。

朝、学校に行く前に便所掃除をし、帰って来ると井戸から水を汲んで、薪で風呂を沸かすのが仕事だった。食事はご主人家族は白米だが、使用人は麦入り飯で、一枝はその余り物だった。おひつを水に浸して米粒を集めて、隠れて口に入れた。

中学を出ると、住み込みで織物工場に出された。

薄暗い電灯の下で、織機の細い隙間にひと目ひと目糸を挟み込む作業はすぐに慣れたが、織りむらがあると出荷できないと怒られるため、神経を使った。それに一日中立ち仕事なのがつらかった。それでもご飯が食べられることと、わずかな給金がもらえることがうれしかった。これを貯めていつかここを出ようと密かな夢を持つようになっていた。

二年たったとき、工場に出入りする庭師の源造と、夜逃げ同様に村を出た。

源造の両親は空襲で、兄たちは戦場で亡くなり、彼も天涯孤独の身だった。知らない土地で間借りをして、生きるために何でもやった。それでも十九歳と十七歳のおままごとのような生活は楽しかった。

一年後、女の子が生まれて靖子と名付けた。その二年後、二人目の優子も生まれた。手伝ってくれる人もいなかったが、源造は子煩悩で、子どもたちの寝顔を眺めては、「オレも頑張らなきゃなぁ」とうれしそうに言った。

二人分のおむつ洗いは大変だったが、「母ちゃん」と寄り添ってくる靖子と、目を見つめながらお乳を吸う優子が可愛くてたまらなかった。この子たちは、どんなことがあっても離さないと心に決めていた。

一枝が働けなくなると、家計はすぐに厳しくなった。それなのに、しばらくすると源造は、酒を飲んで帰って来るようになった。そのころ庭師を辞めて大工をしていたため、それほど強くないくせに、建前や新築のお振る舞いなどで仲間から飲まされているようだった。

「あんた、子どもたちのためにお金は節約してくださいな」と一枝が遠慮がちに言うと「何だぁ、うるせえなぁ。オレの稼いだ金だ。どう使おうとお前には関係ねぇ。黙ってろ！」と声を荒らげ不機嫌になった。

次第に深酒になり、仕事にも穴をあけるようになった。家にいると、子どもの泣き声にも「うるさい！」と怒鳴りつけ、拳を振り上げる。「やめて！」と一枝が割って入ると殴られた。子どもたちは、お父ちゃんが家にいると怖がって寄りつかなくなった。すると源造はますます不機嫌になり、「なんだ、こいつら、可愛くねぇ」とぷいと外に飲みに出て行っては、数日帰って来ない日もあった。

靖子が六歳になったとき、前掛けにしがみついて一枝を見上げ「母ちゃん、逃げよう。三人で」と言った。その言葉に背中を押されたような気がして、二人の手を取って家を出た。行く当てはなかったが、織物工場のときに仲の良かった子が伊豆の温泉旅館の仲居をしていると聞いていた。旅館なら女でも働ける、子どもがいても住み込みさせてもらえるかもしれない——一枝は思い切って夜汽車に乗った。

そのころ高度経済成長に入っていて、どこの会社でも社員の慰安旅行があり、伊豆の旅館は団体客でいつも満員で働き口はいくらでもあった。温泉街の職業紹介所で旅館を紹介され、ようやく親子三人、静かに暮らすことができるようになった。

その旅館で料理人をしている望月という男性が、よく子どもたちの相手をしてくれた。望月はおとなしい性格で、料理人でありながら下戸だった。

次第に子どもたちも望月に懐き、望月から「一緒に住まないか」と言われて二度目の結婚をした。一枝が二十六歳、望月はひと回り上の三十八歳だった。望月はまじめでよく働き、料理長からも一目置かれていた。夏休みや休日はかき入れ時で忙しいが、たまの休みには靖子と優子を海に連れて行ったり、遊園地に行ったりして、家族写真も増えていった。

子どもたちが高校生になった頃、人づてに母親の具合が悪いと聞いて、昔行ったことのある新田の満月堂を訪ねた。店はすでに廃業していて、古い雨戸を締めたままだった。母親は奥の部屋で一人で寝込んでいて、近所の人が世話をしてくれていた。部屋の鴨居に雅男の経済大学の卒業証書が額に入れて飾ってある。その隣に大きくなった雅男が乗馬をしている写真もあって、（ああ、私は中学しか行かれなかったけれど、雅男は大学に行ったのか。いい暮らしをしてたんだな）と思った。

不思議と母に恨みの気持ちは湧いてこなかった。雅男は東京にいて、全く帰ってこないと聞いて、一枝が母を入院させ、伊豆から通って最期を看取った。雅男のことは捜したけれど、どこに住んでいるのか分からなくて、母親のお葬式の連絡もできなかった。夫が「やっと会えたお母さんじゃないか。これからずっと一緒にいられるよう、こっちのお墓に入れてあげよう」と言ってくれて、望月の墓に入れた。

四

手紙を出して三週間たったが、お姉さんから連絡は来なかった。

年末に池田看護師から、田中さんは嘔吐が続いていると連絡が入った。本人は「お腹の風邪」と言うが、そのころノロウイルスも流行っていて、受診を勧めても、「どうせ入院させられるに決まっている」と拒んでいるため、年末年始が心配だという。その間は管理人の及川さんもお休みである。食料の確保を確認して、何かあったら友人に連絡するよう本人に委ねることにした。

お正月休みが終わって、一月四日は御用始めである。休み気分を振り払って仕事モードに切り替えなければならない。

田中さんは大丈夫だっただろうか。

昼過ぎに地域包括支援センターに電話をかけて様子を聞くと、田中さんは大晦日の夜に自ら救急車を呼んで、以前入院していた大学病院に緊急入院しているという。

十日の朝八時半、始業と同時に電話が鳴った。

「あのー、大田さんいますか。田中雅男の姉ですが、連絡が遅くなってしまってすみませんでした。次女がお産で一か月ほど手伝いに行っていたので手紙を読むのが遅くなってしまいました。雅男はどうしていますか。元気にしていますか」

「実は、田中さんは今病気で入院しています。そのことで一度お会いしたいのですが、来ていただくことはできないでしょうか」

「そうですか……うーん、どうしようかな……少し考えさせてください」

翌朝の八時半ぴったりに、電話があった。

「あのー、私、子どものとき母親に捨てられたんです。雅男とは八つのときに別れたきり一度も会ってないんです」と、お姉さんは話し始めた。

「父は戦争で亡くなっていて、私が八つのとき、母は雅男を連れて家を出て行ってしまったんです。中学二年のときに、ばあちゃんが死んで、村長さんの家に引き取られました。大田さん、『おしん』ってテレビドラマ知ってますか？　私、あれよりもひどかったですよ。おしんで大根飯って出てきたでしょう？　あんなもんじゃなかったです。食べるものがなくて、いっつもお腹がすいていて。

中学を出ると、住み込みで朝から晩まで一生懸命働いて、そこで知り合った人と一緒になりました。今考えると、その人が好きなんじゃなくて、ただ奉公先から逃げたかっただけだったんです。女の子が二人生まれましたが、相手は大工で酒癖が悪くて、私や子どもに手を上げるんです。あるとき、長女が『お母ちゃん、逃げよう』と言ってくれたんで、子ども二人抱えて逃げました。長女が救ってくれたんです。それから旅館の仲居として働いて、縁あって再婚しました。二度目の夫は本当に優しくていい人でした。

雅男は大学に行かせてもらって、東京でいい暮らしをしているように聞いてます。捜したんですが居所が分からなくて、母の葬儀のときも連絡がつきませんでした。大田さん、私は雅男が見つかってうれしいんです。でも雅男はどう思うでしょうか。私に会ってくれるでしょうか。娘たちに相談したら『血を分けた世界でただ一人のきょうだいなんだから、会ったほうがいいよ』と言うんです。私は会いたいんです。会いたいと思っているけれど、雅男は私に会いたいと思うでしょうか。雅男が会いたくないというなら、私は行きません。大田さん、私はどうしたらいいのでしょうか」

お姉さんは一人で語り続けた。人生のわだかまりを全て吐き出すように、一時間を超える長い電話であった。まるでドラマのようなお姉さんの人生を聞かされて、私は相づちも打てず、ただ黙って聞いていた。次第に胸に石を詰め込まれたように重苦しい気持ちになっていた。

その日の午後に病院のケースワーカーから、入院費の支払いが滞っていると電話があった。前の入院のときには、車椅子に乗せて院内にある銀行の払い出し機から下ろせたが、今はそれもできなくなっているという。

「それと、亡くなったときにはどうしたらいいですか。役所に連絡すればいいですか」

身寄りが無い人が亡くなったときは、区が無縁仏として埋葬する。

「誰か親族の方はいらっしゃらないのですか」

私は、いるともいないとも答えられなかった。

翌朝、また朝一番にお姉さんから電話が来た。

「あれからいろいろ考えたんですけど、私はやっぱり決心がつきません。娘たちは『お母さんが会わないなら、私たちが会いに行く』と言うんです。どうでしょう？　大田さんから雅男の気持ちを聞いてもらえませんか？」

数日後、私は、病院の玄関で姪たちと待ち合わせた。背の高い姪たちは大きな花束を抱えて近づいてきた。後ろに隠れるようにお姉さんも来ていた。小柄でグレーのセーターに黒いズボンという地味な服装だった。

私が一人で三階の病棟に行った。担当の看護師が、田中さんをカンファレンスルームに連れてきてくれた。ストレッチャーで、上半身を六十度くらいに上げている。私は向かい合って話し始めた。

「あなたは親族は誰もいないとおっしゃったけれども、このような病状なので、区で調べさせていただきました。本当はお姉さんがいらっしゃるんですね。ごめんなさいね、勝手なことをして。お姉さんは、あなたのことをずっと捜していたそうです」

田中さんは、じっとうつむいたまま黙って聞いている。

「お姉さんはあなたに会いたいと思ってるそうです。でもあなたの気持ちも聞いてほしいとおっしゃっています。田中さんも会いたいと言うのならすぐにでも会いに来るそうです。田中さんのお気持ちはどうですか」

田中さんは、うつむいたまま大粒の涙をポタポタとパジャマに落とし、胸を濡らした。

「ごめんなさいね。急なことで心の準備もできていないわよね」

沈黙の時間だけが流れた。

「いえ、お手数をかけてすみませんでした。……会えません。姉には、会えません」

「お姉さんは、あなたが見つかってうれしいって言っているのよ」

「会えません」

「いいのね。もしかしたら最後の機会になるかもしれないけど」

「いいです」

「実は……娘さんたちと一緒にもう下に来ています。あなたが会いたくないと言えばそのまま帰られるそうです」

「帰ってもらってください」

「分かりました。じゃあそのようにお伝えしますね」

私は一階に降りて、外来の長椅子で待っているお姉さんと姪たちに、その言葉を伝えた。お姉さんは「やっぱり……」とつぶやいて涙を流した。姪たちは「お母さんには会いたくなくても、私たちならいいでしょう？」と引き下がらなかった。

「だめだって、あの子はやっぱり気まずいんだよ。帰ろう」

「何言ってんのよ、お母さん。最後のチャンスになるかもしれないのよ」

二人は、母の手を引っ張ってエレベーターに乗り込んだ。

田中さんは、六人部屋のベッドに横になっていた。

姪たちは病室に入り、ベッドのカーテンを開けた。お姉さんは、廊下からその様子を見ていた。

「初めまして、叔父さん。姪の靖子です。お見舞いに来ました」

「優子です」

田中さんは、突然の姪たちの来訪に驚いた様子だったが、すぐに優しい顔に変わって、「よく来てくれたね。今、何しているの？」と尋ねた。

「編み物を教えています」

「私は保育園の先生です。結婚して子どもも生まれました」

「そう、大きくなっていたんだね」

「母もそこまで来ています。会ってもらえませんか」

「そうだね」

「お母さん」と手招きされて、お姉さんがゆっくりとベッドサイドまで歩いてきた。

およそ六十年ぶりの再会だった。お姉さんは弟にかける言葉もなく、四人でただ泣くばかりであった。

「田中さん、もしよかったら、姪御さんたちに銀行のお手伝いをしてもらいましょうか」

私がそう言うと田中さんは、床頭台の引き出しに通帳と印鑑とキャッシュカードがあると言い、暗証番号を教えて「後はよろしくね」と二人に頼んだ。

優子さんは、赤ちゃんを預けてきたのでと先に帰っていった。私も「ここで失礼します」と挨拶をすると「今から銀行に行くけれど、私たちだけでは怪しまれるといけないから、一緒にいてくれませんか」と引き留められた。

銀行はちょうど病院のバス停の前にあった。ＡＴＭで記帳すると、残高は四万三千円だった。キャッシュカードを入れて暗証番号を押したがエラーが表示される。行員に聞くと、指紋認証が設定されているので本人でないとお金を下ろすことができないと説明された。本人は入院中で動けないと説明しても、それは本人が設定したことなので無理、通帳と印鑑があっても本人の委任状がないと窓口でもお金は下ろせないと言われた。

私はお姉さんと靖子さんに「このまま区役所の生活福祉課に行って、生活保護の相談をしましょう」と提案した。

生活保護を受けられれば、医療費や入院費、家賃が扶助される。もし亡くなった後にお金が出てきたら、そのとき返金すればよい。そんな方法を説明して区役所に向かった。

生活福祉課では、相談係の係長が応対してくれた。本人は末期がんで入院していて動けないこと。所持金がこれしかないこと。また、本人でないとお金が下ろせないこと。こちらの方は、区が捜したお姉さんと姪で、先ほど六十年ぶりに本人と再会したこと——以上の説明をして、今記帳してきたばかりの通帳を見せた。相談係長は「少し検討する」と言って相談室を出て行った。

待たされている間に、靖子さんは公団住宅の管理会社に電話して解約方法について問い合わせた。家賃は月に十万円。月半ばの今日解約の申し出をすれば来月分は支払わなくて済むと聞いて、今月いっぱいで解約したいと伝えた。

戻って来た相談係長は、月曜日に本人に会って気持ちを確認したいと言ってくれた。もう、夕方の五時を過ぎていた。

「大田さん、今日は長い時間付き合ってくれて有難うございました。私たちは、もう一度叔父に会ってきます」

母娘は街灯に照らされた坂道を下って行った。


月曜日に相談係長から電話があった。

「大田さん、田中さんは金曜に亡くなったよ」

靖子さんからも電話があった。

「あの日、あれから病院に戻ったら、急変していて、救命処置をされているところでした。二時間もしないで、夜八時二分に亡くなりました。最期に会うことができて、本当に良かったです。会話はあれだけでしたが、『後はよろしくね』って言われて……。母も過去の気持ちの整理がついたと思います。本当に、本当に有難うございました」

生活保護は、お姉さんが相談した日付で決定し、今月の入院費と埋葬費用が支給されることになった。他に預貯金もなく、生活保護費の返納は不要と言われた。

部屋の片付けは、姪たちが管理人の及川さんと相談して、処分した。

私は、相談記録票に「死亡にて終結」と記載してファイルを閉じた。

東京の冬は青い空が広い。乾いた空気を胸いっぱい吸い込み、ふうっと吐き出した。

本書は隔月刊『地域保健』に連載した作品を一冊の本にまとめたものです。

掲載の順番は連載時と異なります。

初出／「地域保健」2021年5月号～2023年3月号

著者　和泉慶子（いずみ けいこ）

1956年生まれ。慶應義塾大学医学部付属厚生女子学院（現、慶應義塾大学看護学部）、新潟県公衆衛生看護学校（現、新潟県立看護大学）、青山学院第二文学部卒業。国立小児病院（現、国立成育医療研究センター）、東京都特別区保健所。

東京保健師ものがたり

2023年12月8日　第1刷発行

発行人　田中義紀

発行所　株式会社 東京法規出版

〒113-0021　東京都文京区本駒込　2-29-22

Tel.(03) 5977-0300(代)　Fax.(03) 5977-0311

表紙イラスト　松本 剛

印刷所　株式会社 上野印刷所

ISBN978-4-924763-59-3　Printed in Japan 無断転載禁止